现代著名老中医名著重刊丛书·〈第三辑〉

金匮要略简释

秦伯未　编著

人民卫生出版社

图书在版编目（CIP）数据

金匮要略简释/秦伯未编著．—北京：人民卫生出版社，2006.12
（现代著名老中医名著重刊丛书　第三辑）
ISBN 978-7-117-08241-9

Ⅰ. 金…　Ⅱ. 秦…　Ⅲ. 金匮要略方论-注释
Ⅳ. R222.32

中国版本图书馆 CIP 数据核字（2006）第 140415 号

现代著名老中医名著重刊丛书
第三辑
金匮要略简释

编　　著：秦伯未
出版发行：人民卫生出版社（中继线 010-59780011）
地　　址：北京市朝阳区潘家园南里 19 号
邮　　编：100021
E - mail：pmph @ pmph.com
购书热线：010-59787592　010-59787584　010-65264830
印　　刷：北京虎彩文化传播有限公司
经　　销：新华书店
开　　本：850×1168　1/32　**印张**：3
字　　数：68 千字
版　　次：2006 年 12 月第 1 版　2025 年 1 月第 1 版第 14 次印刷
标准书号：ISBN 978-7-117-08241-9
定　　价：9.00 元
打击盗版举报电话：010-59787491　E-mail：WQ @ pmph.com
质量问题联系电话：010-59787234　E-mail：zhiliang @ pmph.com

出版说明

自20世纪60年代开始，我社先后组织出版了一批著名老中医经验整理著作，包括医论医话等。半个世纪过去了，这批著作对我国近代中医学术的发展产生了积极的推动作用，整理出版著名老中医经验的重大意义正在日益彰显，这些著名老中医在我国近代中医发展史上占有重要地位。他们当中的代表如秦伯未、施今墨、蒲辅周等著名医家，既熟通旧学，又勤修新知；既提倡继承传统中医，又不排斥西医诊疗技术的应用，在中医学发展过程中起到了承前启后的作用。这批著作均成于他们的垂暮之年，有的甚至撰写于病榻之前，无论是亲自撰述，还是口传身授，或是其弟子整理，都集中反映了他们毕生所学和临床经验之精华，诸位名老中医不吝秘术、广求传播，所秉承的正是力求为民除瘼的一片赤诚之心。诸位先贤治学严谨，厚积薄发，所述医案，辨证明晰，治必效验，不仅具有很强的临床实用性，其中也不乏具有创造性的建树；医话著作则娓娓道来，深入浅出，是学习中医的难得佳作，为近世不可多得的传世之作。

由于原版书出版的时间已久，已很难见到，部分著作甚至已成为学习中医者的收藏珍品，为促进中医临床和中医学术水平的提高，我社决定将一批名医名著编为《现代著名老中医名著重刊丛书》分批出版，以飨读者。

第一辑收录13种名著:

《中医临证备要》 《施今墨临床经验集》
《蒲辅周医案》 《蒲辅周医疗经验》
《岳美中论医集》 《岳美中医案集》
《郭士魁临床经验选集——杂病证治》
《钱伯煊妇科医案》 《朱小南妇科经验选》
《赵心波儿科临床经验选编》 《赵锡武医疗经验》
《朱仁康临床经验集——皮肤外科》
《张赞臣临床经验选编》

第二辑收录14种名著:

《中医入门》 《章太炎医论》
《冉雪峰医案》 《菊人医话》
《赵炳南临床经验集》 《刘奉五妇科经验》
《关幼波临床经验选》 《女科证治》
《从病例谈辨证论治》 《读古医书随笔》
《金寿山医论选集》 《刘寿山正骨经验》
《韦文贵眼科临床经验选》 《陆瘦燕针灸论著医案选》

第三辑收录20种名著:

《内经类证》 《金子久专辑》
《清代名医医案精华》 《陈良夫专辑》
《清代名医医话精华》 《杨志一医论医案集》
《中医对几种急性传染病的辨证论治》
《赵绍琴临证400法》 《潘澄濂医论集》
《叶熙春专辑》 《范文甫专辑》

《临诊一得录》　　　　　　　《妇科知要》
《中医儿科临床浅解》　　　　《伤寒挈要》
《金匮要略简释》　　　　　　《金匮要略浅述》
《温病纵横》　　　　　　　　《临证会要》
《针灸临床经验辑要》

这批名著原于20世纪60年代前后至80年代初在我社出版，自发行以来一直受到读者的广泛欢迎，其中多数品种的发行量都达到了数十万册，在中医界产生了很大的影响，对提高中医临床水平和中医事业的发展起到了极大的推动作用。

为使读者能够原汁原味地阅读名老中医原著，我们在重刊时采取尽可能保持原书原貌的原则，主要修改了原著中疏漏的少量印制错误，规范了文字用法和体例层次，在版式上则按照现在读者的阅读习惯予以编排。此外，为不影响原书内容的准确性，避免因换算造成的人为错误，部分旧制的药名、病名、医学术语、计量单位、现已淘汰的检测项目与方法等均未改动，保留了原貌。对于犀角、虎骨等现已禁止使用的药品，本次重刊也未予改动，希冀读者在临证时使用相应的代用品。

人民卫生出版社

2006年11月

引言

《伤寒论》和《金匮要略》都是张仲景的著作。本人认为学习张仲景的《伤寒论》，主要是学习他的辨证论治方法。懂得了基本法则，不但全部《伤寒论》容易会通，阅读其他医书也容易迎刃而解。《伤寒论》最可宝贵的地方就在于此。《金匮要略》叙述40多种杂病，比较分散，没有系统可寻，但其辨证论治的诊疗规律还是一致的，并且有不少方剂见于《伤寒论》，因此更可以看到《伤寒论》方剂的灵活运用。《伤寒论》和《金匮要略》虽然是两部书，但由于一治外感病，一治杂病，故仍保持密切联系。

《金匮要略》里叙述的内科、外科和妇科等疾患的证治，在应用上是显然不够的。通过历代医家的不断研究，充实了很多内容，这些补充材料散见在各家集子里。我们钻研《金匮要略》的时候，要理解它的实质和精神，同时也要看到发展的一面，不能仅仅在一证一方上用功夫，正如研究《伤寒论》应该和后世的温病学说结合一样。只有这样，才能扩大《金匮要略》的证治范围，且在无形中消除经方派和时方派的不正确观点，这是一方面。另一方面，张仲景接受了《内经》的理论指导，我们学习《内经知要》之后，必须时常加以回顾。《内经》不是纯理论性的，有它事实的根据，再通过《金匮要略》的临床实践，正好体会中医学术怎样从实践到理论，从理论再到实践。有些人非议中医只有经验无理论，有些中医自己还硬把《内经》和《伤寒论》、《金匮要略》分割成两个系统，这是不正确的看法。

《金匮要略》的注释过去有50多家，多数是采取逐条笺注形式。本文就我个人最近温习体会所得，并结合20年前教授及门弟子的方法，仅就疾病方面予以分类，并穿插浅见，不作逐条注释。由于是在公余时间写出，并缺乏参考资料，当然极不充分而且是极其浅陋的。

《金匮要略》里有不少条文难于理解，并且有些是怀疑传写错误的。我认为钻研经典，固然必须重视经典，但亦不妨提出疑问，通过大家讨论来作出决定，对于整理工作是有好处的。因此，在本文里提出了我的一些看法，还介绍了同道们的一些不同意见。这些看法和意见，可能是主观的不成熟的，但含有抛砖引玉的意思，希望各抒心得，予以指教！前人说："旧学商量皆邃密，新知培养转深沉"，这是我的愿望了。

本文曾分期刊载于中医杂志（1957年1～8月），兹应读者要求，重加修订，出版单行本。但是缺点还是存在的，希望读者提出意见，俾得作进一步的修改。

秦伯未

1957年9月

目录

一、痉　　病

痉原文作痓，痓音翅，据《广雅》注，是恶的意思，和本症不符合。《巢氏病源》和《千金方》都作痉，后来也有好多人疑痓是痉字传写错误，本人亦同意改为痉字，以归一致。痉是一种症状，主要现象为不柔和的背强反张，在《内经》上早有记载。如说："诸痉项强，皆属于湿"、"诸暴强直，皆属于风"和"风痉身反折，先取足太阳"等，不仅说明了痉病的症状和原因，还指出了治疗途径。《金匮》（即《金匮要略》，下同）依据《内经》的理论，定出方药，并补充病因和预后，没有异样。兹将原文 13 条试作如下的分析：

【原因】"太阳病发汗太多，因致痉。"

"夫风病下之则痉，复发汗必拘急。"

"疮家虽身疼痛，不可发汗，汗出则痉。"

【脉证】　"病者，身热足寒，颈项强急，恶寒时头热、面赤、目赤，独头动摇，卒口噤，背反张者，痉病也。……"

"夫痉脉按之紧如弦直，上下行。"

【治疗】　"太阳病发热无汗，反恶寒者，名曰刚痉。"

"太阳病无汗而小便反少，气上冲胸，口噤不得语，欲作刚痉，葛根汤主之。"

"太阳病发热汗出，而不恶寒者，名曰柔痉。"

"太阳病其证备，身体强，几几然（几音如，小鸟学飞貌），脉反沉迟，此为痉，栝蒌桂枝汤主之。"

"痉为病，胸满口噤，卧不着席（形容角弓反张），脚挛急，必龂齿（咬牙切磋有声），可与大承气汤。"

【预后】"太阳病发热，脉沉而细者，名曰痉，为难治。"

"暴腹胀大者为欲解，脉如故（指浮缓），反伏弦者痉。"

"痉病有灸疮（因火灸而发生的疮，叫做灸疮），难治。"

从以上情况，可以明显地看出痉病的主要脉证。在此脉证上兼太阳伤寒症的用葛根汤，兼中风症的用栝蒌桂枝汤，兼阳明实症的用大承气汤。不仅层次井然，而且与“伤寒论”的辨证论治基本相同。接着，把临症所接触到的病因和预后朴实写出，理由也是一贯相承的。

痉症发生，都属热性病范围，故《金匮》的三个方剂，都以退热为原则。热性病何以会造成痉症？因高热使津血枯燥，不能营养筋脉，即破坏“精则养神，柔则养筋”的生理所造成的病变。故仲景用葛根和栝蒌取其生津，危急时用大承气汤取其急下存阴。后世医书在这基础上发挥的，如《三因方》上说：“原其所因，多由亡血，筋失所荣，故邪得袭之”。《景岳全书》上说：“筋脉拘急故反张，血液枯燥故筋挛”。从而逐渐转向清热养阴一途，成为治痉的常法。特别是在温热病多防痉厥，治痉之方亦最多。《温病条辨》的二甲复脉汤（生地、白芍、麦冬、阿胶、麻仁、炙甘草、牡蛎、鳖甲）、三甲复脉汤（二甲复脉汤加龟甲）、小定风珠（鸡子黄、阿胶、龟甲、童便、淡菜）和大定风珠（白芍、阿胶、龟甲、生地、麻仁、五味子、牡蛎、麦冬、炙甘草、鸡子黄、鳖甲）等，都为高热伤阴成痉而设。当然，痉病有外感症状，还是要给予透泄机会，兼有神识昏迷的，并宜加入芳香开窍。《温病条辨》在“解儿难”里又说：“风温痉宜用辛凉正法，轻者用辛凉轻剂，重者用辛凉重剂，如银翘散、白虎汤之类。伤津液者加甘凉，如银翘（散）加生地、麦冬，玉女煎，以白虎合冬、地之类。神昏谵语兼用芳香以开膻中，如清宫汤、牛黄丸、紫雪丹之类。”可以意味着古今方剂虽有改变，而用药的法则还出一辙。

本人对于《金匮》痉病方，除葛根汤在外感症项背强痛和头痛较剧的使用有效，并有时在一般疏风剂内加入葛根亦能取效外，其他缺乏经验。但从《金匮》上认识到痉病的成因有两种：一种是六淫侵袭化燥化风，即《金匮》所立的治法；一种是由其他疾病使津血枯燥所造成，即《金匮》所指的各项坏症。后者的痉病不能和外感痉病相提并论，尤其后人所说痉厥多属于后者的病变，故极少用辛温的麻桂剂。张介宾曾说："中风之痉，必年力衰残，阴之败也；产妇之痉，必去血过多，冲任竭也；溃疡之痉，必血随脓化，营气涸也；小儿之痉，或风热伤阴为急惊，或吐泻亡阴为慢惊，此虽不因误治，而总属阴虚之症"，都是指后者一类。可知《金匮》方并不概括一切痉病，必须审证求因，适当使用。同时体会到《金匮》所说痉病是疾病过程中的一个症候，凡看到背强反张，口噤不开，都当作痉。所以有人附会某症是西医的脑脊髓膜炎，某症是恶性脑脊髓膜炎，也有拘泥痓家二字就当作是破伤风症，从而认为破伤风症非葛根汤所能治，脑脊髓膜炎的实症可用承气汤一下而愈。我以为中医治病，还是应该从中医理论实际出发，目前不必勉强结合。

二、湿　　病

《内经》论湿，曾说："因于湿，首如裹"；又说："伤于湿者，下先受之"；又说："地之湿气，感则害人皮肉筋脉"；又说："湿胜则濡泻"。说明湿为六气之一，有天气和地气之分，感受致病，有在上、在下、在表、在里的不同，一般称作外湿和内湿。虽然没有提出具体治法，但在上在表者宜疏散发汗，在下在里者宜芳化渗利，意在言外。依据《内经》的说法来研究《金匮》，可将证候先作如下分类：

【在上】　"湿家病身疼发热，面黄而喘，头痛鼻塞而烦，其脉大，自能饮食，腹中和无病，病在头中寒湿故鼻塞，内（同纳）药鼻中则愈。"

【在表】　"太阳病，关节疼痛而烦，脉沉而细者，此名湿痹。"

“湿家身烦疼，可与麻黄加术汤发其汗为宜，慎不可以火攻之。”

“病者一身尽疼，发热日晡所剧者，名风湿。此病伤于汗出当风，或久伤取冷（贪凉的意思）所致也，可与麻黄杏仁薏苡甘草汤。”

“风湿脉浮，身重汗出恶风者，防已黄芪汤主之。”

“伤寒八九日，风湿相搏，身体烦疼，不能自转侧，不呕不渴，脉浮虚而涩者，桂枝附子汤主之。若大便坚，小便自利者，去桂加白术汤主之。”

“风湿相搏，骨节疼烦，掣痛不得屈伸，近之则痛剧，汗出短气，小便不利，恶风不欲去衣，或身微肿者，甘草附子汤主之。”

【在里】 “湿家之为病，一身尽疼，发热身色如熏黄也。”

再从治疗大法来分：

【正治】 “风湿相搏，一身尽疼痛，法当汗出而解。值天阴雨不止，医云此可发汗，汗之病不愈者何也？盖发其汗，汗大出者，但风气去，湿气在，是故不愈也。若治风湿者发其汗，但微微似欲出汗者，风湿俱去也。”

“湿痹之候，小便不利，大便反快，但当利其小便。”

【误治】 “湿家其人但头汗出，背强欲得被复向火，若下之早则哕，或胸满小便不利，舌上如胎者，以丹田有热，胸中有寒，渴欲得饮而不能饮，则口燥烦也。”

“湿家下之，额上汗出，微喘小便利者死，若下利不止者亦死。”

很明显，《金匮》所载湿病，表症占极大比重，也就是偏重在外湿方面。外湿之伤于上者，即感受雾露之邪，晓行雾中，往往头胀鼻塞，内服辛夷消风散（辛夷、细辛、藁本、白芷、防风、川芎、升麻、甘草、木通）甚效。仲景但云纳药鼻中，并不出方，可能也是辛散一类的药物，查《千金方》有鼻塞脑冷方（用辛夷、细辛、通草、甘遂、桂心、芎䓖、附子研末蜜丸，绵裹纳鼻中），又有鼻塞常流清涕方（用细辛、蜀椒、干姜、芎䓖、吴萸、附子、桂心、皂角酒浸，再用猪膏煎熬，绵裹纳鼻中），可作参考。大概前人治鼻塞多取纳药法，故《千金方》治鼻不利、鼻塞气息不通的共有八方，只有二方内服，一方灌滴，其余五方都为纳药。惟多数《金匮》注家均引瓜蒂散，我以为其意义不大，提供讨论。

外湿伤表，和感冒风寒一样，先从皮毛而入，故仲景亦称太阳病。凡是外邪郁遏太阳经，都宜发汗，因以麻黄汤为主，但属湿邪而非单纯风寒，则又应采用白术（现在处方多用苍术）、薏苡等辅药。一般熟悉，发汗法只能用于表实症，不能用于表虚症，所以仲景所举六方性质并不相同，可分两大类，若干小目：

- 风湿表实正法
  - 轻剂—麻杏薏甘汤
  - 重剂—麻黄加术汤
- 风湿表虚变法
  - 益气行湿—防己黄芪汤
  - 助阳化湿—甘草附子汤
  - 温经散湿—桂枝附子汤
  - 和中理湿—白术附子汤

湿在里的，多有内脏病征，发黄仅其一例。身色如熏黄即阴黄症，亦即《伤寒论》所说：“伤寒汗已，身目为黄，以寒湿在里不解”。仲景没有立方，柯韵伯认为可用五苓散，甚是。

湿症在临床上最为常见，中医也最善治疗。由于《金匮》有“法当汗出而解”和“但当利其小便”两句，多把发汗、利小便为治湿正法。诚然，湿在表者宜汗，所谓“风能胜湿”，湿在里者宜利小便，所谓“治湿不利小便，非其治也”。然而在里湿症上应该补充为：轻在上者宜化，蔻壳、陈皮之属；阻在中者宜燥，半夏、厚朴之属；停在下者宜利，泽泻、车前之属。又：湿为浊邪，宜佐芳香，藿香、佛手之属；湿易凝滞，宜佐理气，枳壳、木香之属；湿性阴寒，宜佐温药，桂枝、生姜之属。后世治湿的方剂众多，错综变化，大要不外乎此。至于湿与热合而成为湿热症，湿邪积聚而变作饮症或水症，不在本病范畴，又当别论。

三、暍　　病

暍是暑症，夏季暑热伤人都从外受，故仲景冠以太阳二字。或称中暍，或称中热，仅仅是名词上的不同。暑症并不复杂，《内经》说“先夏至日为病温，后夏至日为病暑”，可知发病时期只在炎夏，暑症的性质不离乎热。它的特点，在于外感多实症，独伤暑多兼虚象。原因是夏季炎热，使人多汗，体内气阴不足，从而脉症上常显示出虚弱现象。最明显的如仲景所说“其脉弦细芤迟”，弦细芤迟四种脉象不能连讲，可能是或见弦细，或见芤迟。然而热症不见浮大滑数的阳脉，而反见弦细芤迟的阴脉，可以体会到暑邪极易伤气伤津，不能与一般热症并论。如果引用“脉虚身热，得之伤暑”来说，理论还是一致的。正因为邪热体虚，故仲景用白虎之清，又用人参之补，成为中暍的主方。必须说明，《金匮》的中暍是一种伤暑症，不同于后世所说的中暍。后世所说的中暍是：夏日远行，忽然头痛壮热，汗出大渴，无气以动，昏晕闷倒，即《巢氏病源》所说：“夏月炎热，人冒涉途路，热毒入内，与五脏相并，致阴气猝绝，阳气暴壅，经络不通，故奄然闷绝，谓之暍”。故后世的中暍症，当用苏合香丸（苏合香、安息香、丁香、木香、檀香、沉香、荜茇、香附、诃子、犀角、朱砂、熏陆香、冰片、麝香）和来复丹（硫磺、硝石、玄精石、五灵脂、青皮、陈皮）开窍及温里来急救，等待醒后再用清暑之剂，不能与《金匮》中暍混为一谈。

夏令炎热，人多贪凉，所得疾患，并不限于热症。《金匮》

上说："太阳中暍，身热疼重而脉微弱，此以夏月伤冷水，水行皮中所致也，一物瓜蒂汤主之"即指夏季的寒症。由于夏季寒症的变化比较热症为多，故后来对于夏季寒症的叙述也比热症为多。大概外感阴凉，寒热无汗，头痛四肢拘急的，用消暑十全散（香薷、扁豆、厚朴、紫苏、白术、赤苓、藿香、木香、檀香、甘草），内伤瓜果生冷寒湿，腹痛吐泻的，用藿香正气散（藿香、紫苏、白芷、大腹皮、茯苓、白术、陈皮、半夏、厚朴、桔梗、甘草、姜、枣）。此外，有香藿饮（香薷、厚朴、扁豆、黄连）、六和汤（香薷、人参、半夏、杏仁、藿香、厚朴、砂仁、甘草、扁豆、赤苓、木瓜、姜、枣）、大顺散（干姜、杏仁、肉桂、甘草）、冷香饮子（附子、草果、橘红、甘草、姜）、二香饮（香薷、香附、苏叶、苍术、陈皮、厚朴、甘草、扁豆、木瓜、葱、姜）等方剂，多为夏季寒症而设。看了这些方剂，感觉到仲景用一物瓜蒂散治夏月伤冷水不够恰当。《医宗金鉴》主张改用香薷饮和大顺散，有它发展的一面，值得注意。

四、百　合　病

百合病因用百合为主药得名，可以说是百合证。我曾经怀疑仲景对于这种病症可能寻不到原因，所以没有定出正确的病名。观其叙述症状："意欲食复不能食，常默然，欲卧不能卧，欲行不能行，欲食或有美时，或有不欲闻食臭（即气味）时，如寒无寒，如热无热，口苦小便赤，诸药不能治，得药则剧吐利，如有神灵者，身形如和，其脉微数"。只有口苦、小便赤、脉微数等比较可供诊断，其他似病非病，诚如尤在泾所谓"全是恍惚去来，不可为凭之象"。若从现在来说，近似神经衰弱症的一种，在当时既然没有发现神经，把一切神经官能症分配在各个经脏，很可能难于定出适当的总的病名。考《千金方》：

"百合病者，皆因伤寒，虚劳大病已后，不平复，变成斯症"。《医宗金鉴》说："伤寒大病之后，全热未解，百脉未和，或平素多思不断，情志不遂，或偶触惊疑，猝临境遇，因而形神俱病，故有如是之现象"。倘把这两条记载综合起来，可以指出百合病的原因：一部分是病后体弱不复；另一部分是由于精神刺激。故主要病情为阴虚内热，精神不安定，仲景说："百合病不经吐、下、发汗，病形如初者，百合地黄汤主之"，当为百合病的主方。百合地黄汤仅用百合补虚清热，生地黄汁养血凉血，是一个极其清淡的方剂。我深深体会到类似这类虚症，用重剂刺激往往引起反应，急切求功也会引起其他病变。尝见有人治神经衰弱，动手便是大剂人参、熟地、麦冬、当归、龙骨、牡蛎，方虽对路，服后胸闷食呆，腹痛便溏，反而增进心悸失眠，精神极度紧张，都是不从全面考虑问题的缘故，从而也反映了仲景治病的细心周匝。所以学习仲景著作，不是呆板地牢记方药，主要是体味其如何辨证，如何施治，大法在握，自然左右逢源了。

正因为此，我认为本文里最重要的一节是："百合病见于阴者以阳法救之，见于阳者以阴法救之，见阳攻阴，复发其汗，此为逆，见阴攻阳，乃复下之，此亦为逆"。这里所说阳法救阴，阴法救阳，即《内经》所说"用阳和阴，用阴和阳"，也就是王冰所说"益火之原，以消阴翳，壮水之主，以制阳光"的意思。凡症实体实，可以从正面直折，症虚体虚，必须照顾其反面。故热症为阳，虚热便为阴虚，养阴则热自退，误当实热发汗，更伤其阳了。相反地寒症为阴，虚寒便为阳虚，扶阳则寒自除，误当实寒攻下，更伤其阴了。仲景因百合病而提出虚症的治疗法规，在中医理论上是颠扑不破的。

百合病的方剂有 7 首之多，除百合地黄汤外都是随症配伍。例如：发汗后用知母润燥止汗；下后用滑石利尿，代赭石涩大便；吐后用鸡子黄养胃止呕。又如口渴的用栝蒌生津，牡蛎除烦，不难理解是治标的方法。后来医书上百合病的病例并不多见，兹节录《张氏医通》载治孟端士太夫人一案聊供参考：“虚火不时上升，自汗不止，心神恍惚，欲食不能食，欲卧不能卧，口苦小便难，溺则洒淅头晕。自去岁迄今，历更诸医，每用一药，辄增一病，用白术则窒塞胀满，用橘皮则喘息怔忡，用远志则烦扰哄热，用木香则腹热咽干，用黄芪则迷闷不食，用枳壳则喘咳气乏，用门冬则小便不禁，用肉桂则颅胀咳逆，用补骨脂则后重燥结，用知、柏则小腹枯瘪，用芩、栀则脐下引急，用香薷则耳鸣目眩，时时欲人扶掖而走，用大黄则脐下筑筑，少腹愈觉收引，遂致畏药如蝎，惟日用人参钱许，入粥饮和服，聊借支撑。交春虚火倍剧，火气一升则周身大汗，神气骎骎欲脱，惟倦极少寐，则汗不出而神思稍宁，觉后少顷，火气复升，汗亦随至，较之盗汗迥殊，其脉微数，而左尺与左寸倍于它部，气口按之似有似无。此本平时思虑伤脾，脾阴受困而厥阳之火尽归于心，扰其百脉致病，病名百合。此证惟仲景《金匮要略》言之甚详，本文原云诸药不能治，所以每服一药辄增一病，惟百合地黄汤为其专药，奈病久中气亏乏殆尽，复经药误而成坏病。姑先用生脉散加百合、茯神、龙齿以安其神，稍进萸、连以折其势，数剂稍安，即令勿药，以养胃气，但令日用鲜百合煮汤服之”。

五、狐 惑 病

《金匮》上说：“狐惑之为病，状如伤寒，默默欲眠，目不得闭，卧起不安，蚀于喉为惑，蚀于阴为狐，不欲饮食，恶闻食臭，其面目乍赤、乍黑、乍白，蚀于上部则声喝（一作嗄），甘草泻心汤主之”。狐惑究竟是什么病？历来注家没有明白指出，特别是因“蚀”字而认为虫病，似可考虑。我个人的浅见：狐惑是古代以为出没无常、不可捉摸的东西，狐惑病就是借狐惑来形容这病的变化，《医说》所谓“取象为类，使人易晓”，并无多大意义。所以问狐惑病究竟是什么？应该从“状如伤寒，默默欲眠，目不得闭，卧起不安”上研究，可能是一种热性病。《千金方》说：“狐惑由温毒使然也”，可以作为考证。由于热邪内郁，不能透泄，上窜为喉痛，或下窜为肛门疾患，这是并不稀见的症候。用苦参汤洗下部，并用雄黄熏肛门，无疑地是热毒已经走窜后的局部疗法。问题就在是不是用甘草泻心汤能如赵献可所说“不特使中气运而湿热自化，抑亦苦辛杂用足胜杀虫之任”？理论必须结合实际，才能收到效果。

如果同意狐惑病是一种温毒症，那么温毒症当以清热解毒为要。身热不解，默默欲眠，而又目不得闭，卧起不安，显然有热攻烦扰现象。依据《温病条辨》所载温毒上升和湿热下注方剂，内服如：普济消毒饮去升、柴、芩、连（连翘、薄荷、马勃、牛蒡、荆芥、僵蚕、玄参、银花、板蓝根、桔梗、甘草）治上，断下渗湿汤（樗根皮、黄柏、茅术、地榆、山楂、银花、赤苓、猪苓）治下，以及水仙膏（水仙花根剥去老赤皮和根须捣如膏）和三黄二妙散（黄连、黄柏、生大黄、乳香、没药）的外敷，都可作为临床参考。必须说明，甘草泻心汤虽有清化湿热作用，但《金匮》方较《伤寒论》方多人参一味，大枣增至十六枚，后人治疗温热病用炙草、干姜、人参、大枣等，一般都很谨慎。故引用温病方的动机，不是否定《金匮》治法，而是企图在《金匮》的治疗原则上加以补充，以便随症加减。至于赤小豆当归散，当是蚀于肛门的内服方剂，功能导热和血，故仲景不仅治狐惑，也用治先血后便的近血症。

六、阳毒、阴毒病

“阳毒之为病，面赤斑斑如锦纹，咽喉痛，吐脓血，五日可治，七日不可治，升麻鳖甲汤主之。”“阴毒之为病，面目青，身痛如被杖（形容像打伤），咽喉痛，五日可治，七日不可治，升麻鳖甲汤去雄黄蜀椒主之。”《金匮》论治阳毒和阴毒只此两条，并且没有说明原因。考巢氏《病源》有伤寒阴阳毒候和时气阴阳毒候等篇，当为时病之一，即后世所说的发斑症。发斑症可以出现两种不同的外候，习惯上把阳斑和阴斑来区别。故过去注家将阳毒和阴毒对立起来，好像阳毒是热症，阴毒是寒症，因而怀疑阳毒用雄黄、蜀椒，而阴毒反去雄黄、蜀椒，于理不合。本人认为这样的看法是不合理的。阳毒和阴毒既然是在一种病中出现的两种不同外候，就不能用热毒和寒毒来划分，从“面赤斑斑如锦纹”来看，阳毒是一种正常的斑症，所说“面目青，身痛如被杖”的阴毒，是体虚不能透发或被寒邪外袭而斑出不透的症候。斑出不透则瘀热壅遏，还是一个阳症，故巢氏《病源》也说：“若发赤斑者十生一死，若发黑斑者十死一生”，明明指出了一种病的两个症状。总之，阳毒和阴毒的阴阳含义，不是指寒热，也不是指表里，而是从症候上的表现定出的。

时症发斑，多见高热、烦闷不安，甚则狂言谵语，咽喉肿痛，或牙缝渗血，脉象洪数。此时不可发汗，发汗便如火得风，燔灼更烈，也不能用泻下，泻下则热毒内陷，难于透泄。故一般治法，惟化斑汤（玄参、石膏、犀角、知母、甘草、粳米）最为妥善，如毒不通速化，接予阳毒升麻汤（升麻、犀角、人参、黄芩、射干、甘草），热毒过于利害的酌用三黄石膏汤（黄芩、黄连、黄柏、石膏、麻黄、豆豉、山栀、葱白）。倘然发斑期内体力不够，或感受寒凉，往往欲发不发，郁于肌肉之间，斑色由红转紫，以至黑暗不润，面色亦变青白，即所谓阴斑症，但烦躁、口渴、咽痛等热症仍然存在。此时用透发之药不能取效，又不宜过分寒凉，更不得使用温剂，据我个人经验于阳毒升麻汤内重用当归、红花、山甲片、赤芍、紫草等祛瘀和营最佳。所以阳斑、阴斑同是一种热毒，相等于小儿麻疹内陷，虽然红点隐伏，鼻青气喘，决不能用姜、附回阳同一意义。仲景对阴阳毒只用一方统治倘亦为此。有人谓治阳斑宜清宜下，治阴斑宜温，不免纸上谈兵，望文生训。这也说明了仲景升麻鳖甲汤用升麻、鳖甲、当归、甘草是极其合理的，就是雄黄、蜀椒二味不敢臆断。又《伤寒蕴要》说："有来势急者，发热一二日便出斑，来势缓者，发热三四日而出也"。仲景俱以"五日可治，七日不可治"为期，似亦不可胶柱鼓瑟。

七、疟　　疾

以上六种疾患，都属外感的病变和余波，接着叙述疟疾，正因为疟在古代亦属外感范围。《内经》上说："夏伤于暑，秋为痎疟"。又说："以秋病者寒甚，以冬病者寒不甚，以春病者恶风，以夏病者多汗"。又说"夫风之与疟，相似同类，而风独常在，疟则有时而休者，风气留其处故常在，疟气随经络沉以内搏，故卫气应乃作"。仲景继承《内经》而来，故大体不变更，例如，《内经》有温疟、瘅疟、寒疟之分，《金匮》也同样分为三类，兹列对照表如下（表1）：

由于疟疾的性质不同，《金匮》在脉象上作出原则性的指示："疟脉自弦，弦数者多热，弦迟者多寒，弦小紧者下之瘥，弦迟者可温之，弦紧者可发汗、针灸也，浮大者可吐之，弦数者风发也，以饮食消息之"。所说弦数多热，即指温疟、瘅疟，弦迟多寒，即指牝疟。《金匮述义》也说："所言弦数者多热，即白虎加桂枝汤、柴胡去半夏加瓜蒌汤证也；弦小紧者下之差，鳖甲煎丸是也；弦迟者可温之，柴胡桂枝干姜汤是也；弦紧者可发汗，牡蛎汤是也；浮大者可吐之，蜀漆散是也"。为什么把弦脉作为疟疾的主脉呢？弦为《伤寒论》少阳病的主脉，少阳病的主症是寒热往来，与疟疾相同，惟寒热往来一天

表1 温疟、瘅疟、寒疟对照表

病名	《内经》	《金匮》
温疟	先伤于风，而后伤于寒，故先热而后寒，亦以时作，名曰温疟。	温疟者其脉如平，身无寒但热，骨节烦疼，时呕，白虎加桂枝汤主之。
瘅疟	但热而不寒者，阴气先绝，阳气独发，则少气烦冤，手足热而欲呕，名曰瘅疟。其气不及于阴，故但热而不寒，气内藏于心而外舍于分肉之间，令人消烁肌肉，故名曰瘅疟。	阴气孤绝，阳气独发，则热而少气烦冤，手足热而欲呕，名曰瘅疟。若但热不寒者，邪气内藏于心，外舍分肉之间，令人消烁肌肉。
寒疟	寒者阴气也，风者阳气也，疟先寒而后热者，先伤于寒而后伤于风，故先寒而后热也，病以时作，名曰寒疟。	疟多寒者，名曰牡（当作牝）疟，蜀漆散主之。

可发两三次，疟疾则一天发一次，或间日一次，或三日发一次，且有固定时间，两者同中有异。为了《金匮》论疟 和少阳病关联，故柴胡去半夏加瓜蒌汤和柴胡桂枝干姜汤等都从少阳病主方化出，即使白虎加桂枝汤也是借用《伤寒论》治热病的方剂。因此，我认为《金匮》所说的疟疾不完全是真性疟疾，包括类似的假性疟疾在内。近人引疟原虫来解释古书，而不把真性疟和假性疟分清，不但有时用一般成方治真性疟无效，并且也会使用真性疟的方剂来治假性疟疾。与仲景辨证法显然有距离。《金匮》治真性疟的方剂可能是蜀漆散和牡蛎汤，而疟母一症实为真性疟的后果，前人认作癥瘕一类，农村中俗称疟臌，即现在所说脾脏肿大。但蜀漆虽为抗疟专药，并非直接杀灭原虫，主要是帮助机体本能来进行围剿从而得到消灭病原。中医治疟疾、痢疾以及血吸虫病等大多如此，最显著的针灸科不用药物来截疟，同样收到效果，实为值得研究的问题。也就是说，中医治疗某些病症，明明消失症状、恢复了劳动

力，有人以药方对病原体没有直接作用来坚持否定疗效，毫无疑问还没有深切理解中医疗法，会使发扬祖国医学发生障碍。

疟疾耗伤气血最剧，故其定名含有暴虐的意义。凡疟后多面黄肌瘦，羸弱气怯，劳动过度即觉寒热，又不像疟疾一样的冷热分明，一般称做疟劳。用四兽饮（人参、白术、茯苓、甘草、橘红、草果、乌梅、生姜、大枣）甚效，也有用补中益气汤（人参、黄芪、当归、升麻、柴胡、白术、甘草、陈皮、生姜、大枣）加鳖甲、首乌亦好。这些疗法都可补充前人的未备。

八、中　风　病

《金匮》所说中风，不同于《伤寒论》的中风，《伤寒论》的中风是一种感冒，即所谓伤风症。这里的中风是指四肢偏废，和痹病的手足酸痛相似。故《金匮》首先指出："夫风之为病，当半身不遂，或但臂不遂者此为痹，脉微而数，中风使然"。说明中风和痹在肢体不遂上有半身和手臂局部的不同。在感觉运动上，中风是手不能握，足不能行，不觉痛痒；痹病是手指能屈，但举臂疼痛，屈伸不能自如。两者有着显著的区别。

古人认为中风病由于体虚而感受风邪，可以由经络深入脏腑。故《金匮》说："寸口脉浮而紧，紧则为寒，浮则为虚，寒虚相搏，邪在皮肤。浮为血虚，络脉空虚，贼邪不泻，或左或右，邪气反缓，正气即急，正气引邪，㖞僻不遂，邪在于络，肌肤不仁，邪在于经，即重不胜（胜任的胜）邪入于府，即不识人，邪入于脏，舌即难言，口吐涎"。这里所说"虚寒相搏"，就是正气虚弱而外邪侵袭；所说"正气引邪"，就是邪气所伤的一边经络放纵无力，为无病的一边所抽引而成为口目歪斜，这是中风症的一般症候。再观察其病在肢体的称作中络、中经，病在内脏的称作中腑、中脏。所以侯氏黑散是中风表里的通治方。方内人参、白术、茯苓补正和中之外，有细辛、防风、桂枝祛风寒，当归、芎䓖和血活络以治表，黄芩、菊花、牡蛎清热，皂矾、干姜、桔梗化痰湿以治里，近人以为中风即脑出血。脑部出血灶有大小及出血的部位有不同，于是专用脑出血来解释《金匮》中风，遂有一无是处之感。正因为此，对于《千金方》的小续命汤（防风、桂枝、麻黄、杏仁、芎䓖、白芍、人参、甘草、黄芩、防己、附子、姜、枣）愈加怀疑了。其实感受暴风严寒的刺激，也能招致㖞僻不遂症，不一定由于脑出血。相反地，前人也明白中风症并不完全由于外风。如《内经》上说："阳气者大怒则形（现于面色的意思），气绝而血郁于上，使人薄厥"。又如说："血之与气并走于上，则为大厥，厥则暴死，气复返则生"。都极其重视情志刺激和血行不调，即是现在一般所谓中风。故必须明确中医论中风有内外二因，后人分析外因为真中风，内因为类中风，类中风的意义是类似中风，说明风自内生，亦致昏仆。形似外风，实与外风无关（这是中西医病名相同而论点不同的一例，要求中西医交流，应该先把这些地方搞通）。

后人又分类中风为"火中"、"虚中"、"湿中"等等，火中即刘河间所说："瘫痪多由火盛水衰，心神昏冒，筋骨不用"；虚中即李东垣所说："猝中昏愦，皆属气虚"；湿中即朱丹溪所说："东南湿土生痰，痰热生风，因而昏冒"。所以有河间主火，东垣主气，丹溪主痰的说法。正由于各人所见的原因和症状不同，积累了多种治法和方剂。叶天士曾说："内风乃身中阳气变化，肝为风脏，因血液衰耗，水不涵木，肝阳偏亢，内风时起，宜滋液息风，濡养营络，以熟地、首乌、杞子、当归、牛膝、故麻、石斛、五味子、甘菊、牡蛎补阴潜阳，加虎潜、固本、复脉之类；阴阳并损，无阳则阴无以化，宜温柔濡润，如沙苑子、苁蓉、杞子、人参、阿胶、当归，通补如地黄饮子、还少丹之类；风木过动，中土受戕，致不寐不食，卫疏汗泄，饮食变痰，如六君子汤、玉屏风散、茯苓饮、酸枣仁汤之类；风阳上升，痰火阻窍，神识不清，用至宝丹芳香宣窍，或辛凉之品，如菊花、菖蒲、山栀、羚羊角、天麻、丹皮、钩藤清上痰火；若阴阳失交，真气欲绝，用参附汤回阳，佐以摄阴，如五味，龙骨、牡蛎，此其治也”。近今中风治法，不能离此范畴。这种治法如果从表面来看，显然与侯氏黑散等有很大出入。但侯氏黑散中有补气药，风引汤中有清热降火药，防己地黄汤中有养阴滋补药，可见前人对于中风症主要还是在于辨证论治，不像现在看得那么简单。张石顽说得好：“尝诊西北中风者，验其喑痱遗尿，讵非下元之惫，当从事地黄、三生等饮乎？喎僻不遂，讵非血脉之废，当从事建中、十全等汤乎？东南类中，岂无六经形症见于外，便溺阻隔见于内，当从事续命、三化等汤乎？”我们千万不要从片面看问题，使古今验方受到损失。

九、历　节　病

历节病是痛风之一，痛时没有固定部位，随着关节疼痛，如被虎咬，故又叫“白虎历节”，实为痛风中最利害的一种。据《金匮》所述原因，有“汗出入水中”、“饮酒汗出当风”和“风血相搏”等，不外血虚之体，风寒或湿热侵袭所成。除以“历节痛不可屈伸”、“疼痛如掣”为主症外，又有“短气，自汗出”、“身体尪羸，脚肿如脱、头眩短气，温温欲吐”等症状。从而订立方剂，有桂枝芍药知母汤的通阳行痹，又有乌头汤的散寒镇痛。近来一般治法，对于风湿用大羌活汤（羌活、独活、威灵仙、苍术、防己、白术、当归、泽泻、茯苓、升麻、甘草）、灵仙除痛饮（威灵仙、麻黄、赤芍、荆芥、防风、羌活、独活、茯苓、当归、川芎、白芷、枳壳、甘草、苍术）；

久痛者用乳香定痛丸（苍术、川乌、当归、川芎、丁香、乳香、没药）、小活络丹（川乌、草乌、胆星、地龙、乳香、没药），可供参考。

黄汗本属另外一种病症，但黄汗有时兼见身疼痛，历节痛也有时可呈黄汗，故仲景连带附及。兹把二者对比如下（表2）：

表2　历节病、黄汗病症对照

历　节　病	黄　　汗
肢节痛，痛在每一关节，转移作痛，不可屈伸。	身疼痛，状如周痹，无历节转移的剧烈。
有时自汗出色黄。	汗出色黄，沾衣如黄柏的汁水。
发热。	两胫自冷，如反发热者久久身必甲错，发热不止者必生恶疮。
脚肿如脱。	身肿及四肢头面。
头眩气短，温温欲吐。	胸中窒塞，不能食，聚痛，烦躁不能安睡。
寸口脉沉弱，或趺阳脉浮滑，或少阴脉浮弱，或盛人脉涩小。	脉沉。

从表2可以领会《金匮》所说：“荣气不通，卫不独行，荣卫俱微，三焦无所御，四属断绝，身体羸瘦，独足肿大，黄汗出，胫冷”。不是历节病，而是近乎一种营养不良性的关节痛，故下文说：“假令发热，便为历节也”。这种发热的历节病，可能就是现在一般所说的急性关节炎了。至于黄汗的治法，当在水气病内另述之。

十、血　痹　病

《金匮》论血痹病：“夫尊荣人骨弱肌肤盛，重因疲劳汗出，卧不时动摇，加被微风遂得之。但以脉自微涩在寸口，关上小紧，宜针引阳气，令脉和紧去则愈”。又：“血痹阴阳俱微，寸口、关上微，尺中小紧，外证身体不仁，如风痹症，黄芪桂枝五物汤主之”。指出了血痹是表受风邪，气血凝滞，不同于一般的痹病。《内经》上曾说：“卧出而风吹之，血凝于肤者为痹，血行而不得反其空，故为痹也”。又说：“病在阳者命曰风，病在阴者命曰痹，阴阳俱病，命曰风痹，有形而不痛者，阳之类也，其阴完而阳伤之也，急治其阳，无攻其阴”。意义与《金匮》相同，当是仲景的理论根据。

血痹既然由于阳虚不能卫外，营血因而涩滞，病在于表，不在于里，治法应以调和营卫为主，故用黄芪桂枝五物汤。五物汤为桂枝汤的变方，目的亦在用桂、芍以舒畅血行，姜、枣以温阳辛散。和桂枝汤不同的地方是：除去甘草的补中，倍用生姜，加入黄芪，这样就偏重于走表益卫，温阳行痹，与用针刺来引动阳气同一意思。《内经》有“阴阳形气俱不足者，勿刺以针而调以甘药也”的说法，可见用针用药是古代治疗上不同的方式方法。在同一理论基础上观察症候，适当地选择使用，没有把它分科。仲景在前条既说“针引阳气”，在后条即用五物汤甘温补阳，就是一个鲜明的例子。后世针、药分科以后，用药者以为药到可以病除，用针者以为万病可以一针，还有人认为《内经》是针科的专书，内科只要钻研《伤寒论》和《金匮》，这种观点显然是不正确的。今后培养新生力量，应该纠正这错误，把针和药结合起来，培养成为完全的一个内科中医师，对治疗上才能发挥更大的力量。

十一、虚　劳　病

中医论病，以虚、实为两大纲领，故虚劳病在中医书里是一个极其重要而广泛的病症。一般分为阳虚和阴虚、气虚和血虚，从而析作五劳——肺劳、心劳、脾劳、肝劳、肾劳，六极——筋极、骨极、血极、肉极、精极、气极，七伤——阴寒、阴痿、里急、精漏、精少、精清、小便数（此据《医学入门》，《病源》和《医鉴》略有不同）等，总之是《内经》所说“精气夺则虚”，也是习惯所谓“积虚成损，积损成劳”。兹将现在的分类辨症法简述如下：

【阳虚】 怕冷、气短、喘促、自汗、食欲不振无味、泛吐作胀、小溲频数清长、大便泄泻、阳痿等症；

【阴虚】 心跳怔忡、潮热、盗汗、干咳、吐血、遗精、骨蒸、妇科崩漏等症；

【气虚】 呼吸气短、动作喘促、懒言、自汗、面色苍白、目无精彩等症。

【血虚】 目花、头晕、朝凉暮热、面色不华、皮肤甲错、妇科月经涩少闭阻等症。

此症症状，很难悉举，并且阳虚和气虚、阴虚和血虚也难截然划分，大概气虚偏重于脾经，血虚偏重于肝经，与阳虚或阴虚的着重于肾阴或命火，并概括全身机能衰退或物质缺乏有所区别。如果把《金匮》所述虚劳症 16 条依照上面分类，大致是：

【属于阳气虚者】 “夫男子平人，脉大为劳，极虚亦为劳。”

“人年五六十，其病脉大者，痹挟背行，若肠鸣、马刀挟瘿者，皆为劳得之。”

“脉沉小迟名脱气，其人疾行则喘喝，手足逆寒，腹满，甚则溏泄，食不消化也。”

“虚劳里急，诸不足，黄芪建中汤主之，于小建中汤内加黄芪一两半，余依上法，气短胸满者加生姜，腹满者去枣加茯苓一两半，及疗肺虚损不足，补气加半夏三两。”

“虚劳腰痛，少腹拘急，小便不利者，八味肾气丸主之。”

"虚劳诸不足，风气百疾，薯蓣丸主之。"

【属于阴血虚者】 "男子面色薄者，主渴及亡血，卒喘悸，脉浮者，里虚也。"

"劳之为病，其脉浮大，手足烦，春夏剧，秋冬瘥，阴寒精自出，酸削不能行。"

"男子平人，脉虚弱细微者，喜盗汗也。"

"脉弦而大，弦则为减，大则为芤，减则为寒，芤则为虚，虚寒相搏，名为革，妇人则半产漏下，男子则亡血失精。"

"虚劳虚烦不得眠，酸枣汤主之。"

"五劳虚极，羸瘦，腹满不能饮食，食伤、忧伤、饮伤、房室伤、饥伤、劳伤、经络荣卫气伤，内有干血，肌肤甲错，两目黯黑，缓中补虚，大黄䗪虫丸主之。"

【属于阴阳并虚者】 "男子脉虚沉弦，无寒热，短气里急，小便不利，面色白，时目瞑，兼衄，少腹满，此为劳使之然。"

"男子脉浮弱而涩，为无子，精气清冷。"

"夫失精家，少腹弦急，阴头寒，目眩发落，脉极虚芤迟，为清谷、亡血、失精，脉得诸芤动微紧，男子失精，女子梦交，桂枝加龙骨牡蛎汤主之。"

"虚劳里急，悸衄，腹中痛，梦失精，四肢酸疼，手足烦热，咽干口燥，小建中汤主之。"

这样的分类是不能完全满意的，原因在于临床上往往阴阳虚症错杂，不能单纯地归于哪一方面，故阴阳并虚一类须特别留意加以分析。要注意其由于阳虚而至阴虚，或由阴虚而转入阳虚。还要注意其由于阳虚或阴虚而引起的其他症状，或由其他症状而引起的阴虚或阳虚。本人认为单纯的阴虚或阳虚不难认识，而且很少严重现象，所有阴虚或阳虚的严重症，多是阴阳两虚一类。比如《伤寒论》载太阳病因发汗而造成的亡阳症用桂枝加附子汤，所说"遂漏不止，其人恶风"是亡阳，"小便难，四肢微急，难以屈伸，”便是亡阴，正因阴阳俱虚，遂觉危急了。过去我还曾经说过：阳虚症不到阴分亦虚不死，阴虚症不到阳分亦虚不死，阴虚和阳虚虽似两个阵容，但在临床上有其不可分割的形势。必须明了它单纯的、复杂的以及相互关系，才能掌握轻重缓急，实为治疗虚劳病的重要关键。

明白了这一点，可以讨论仲景的虚劳治法，例如：“男子失精，女子梦交”都是阴虚症。因遗精、梦交而用龙骨、牡蛎来固涩是对症用药，为什么还要桂枝汤呢？就是为了阳虚不能固阴，如果只是阴虚，现在皆用六味地黄汤（地黄、山萸、山药、茯苓、丹皮、泽泻）了。由此也可联想到后来用固精丸（牡蛎、龙骨、菟丝子、韭子、五味子、桑螵蛸、白石脂、茯苓）就是龙、牡的扩大组织，用十补丸（黄芪、白术、茯苓、山药、人参、当归、白芍、远志、熟地、山萸、杜仲、续断、枣仁、五味子、龙骨、牡蛎、金樱膏）也就是桂枝加龙牡汤的发展，这是一方面。另一方面，如“风气百疾”由于体虚引起，用薯蓣丸补正为主；五劳极虚羸瘦，由于“内有干血”，便用大黄䗪虫丸祛瘀为主，说明虚劳之病，并不单恃滋补，而是从根本上求出所以虚弱的原因作为处置的方针。此外，如小建中汤、黄芪建中汤是阴阳形气俱不充足的治法，主要在于用甘药建立中气，借中气的四运能力来调和其偏向；酸枣仁汤是养血安神的治法，为了血虚生热，佐以清火除烦，使更易收到镇静作用，这些都是应该理解的。

虚劳是极普遍的一种病症，后世治疗方剂也特别多。本人曾作“四种常见虚弱症的中医疗法”一文刊载健康报，可供本篇参考，兹附录于后。

第 1 种：头晕、眼花、耳鸣、记忆力薄弱等症。

【疗法】 ①滋肾补脑；②养血潜阳。

【常用方】 ①河车大造丸（紫河车、人参、杜仲、盐水炒黄柏、熟地、龟甲、麦冬、天冬、酒炒牛膝，夏季加五味子，用茯苓煮烂和丸)。②六味地黄丸(地黄、山萸、山药、茯苓、丹皮、泽泻。加当归、白芍为归芍地黄丸。加杞子、甘菊花为杞菊地黄丸)。

【简释】 此症多由用脑过度，逐渐发展而成，严重的不能阅读书报，用脑即觉晕眩耳鸣，思想迟钝，不易集中，记忆力极度衰退，并有全身倦怠，四肢乏力等现象，脉搏多呈虚软细弱。《内经》上记载:“脑为髓海，髓海不足则脑转耳鸣，胫酸眩冒，目无所见，懈怠安卧”。中医依据这理论诊断为脑病，主要在滋补肾经。中医所说的肾经不等于肾脏，包括内分泌和脑的一部分症状，故滋补肾经的一部分方药即是补脑的方药。河车大造丸以人胞为主，配合熟地补血，人参补气。人参和麦冬、五味子同用称做生脉散，并能强心兴奋。再用一般补药作辅助，成为有力的滋补强壮剂。在临床经验上，症状轻浅的不宜用重剂，尤其要避免兴奋。因又依据《内经》“诸风掉眩，皆属于肝”，亦可采用养血潜阳法。这里所说的风是指内风，肝是指肝经，包括神经亢奋和贫血引起的头晕目眩等动摇不定的风阳现象，故又称肝阳，也叫肝风。主要在养血治本之外，兼予镇静治标。六味地黄丸不仅补肝，还能滋肾。加入归、芍补血的力量更强，加入杞、菊可以清神和缓解头目疾患。

第 2 种:失眠、多梦、心悸、虚汗等症。

【疗法】 养心安神。

【常用方】 ①天王补心丸(人参、玄参、丹参、茯神、远志、桔梗、枣仁、柏子仁、麦冬、天冬、当归、五味子，蜜丸朱砂为衣)。②归脾汤(人参、白术、茯神、枣仁、龙眼肉、炙黄芪、当归、远志、木香、炙甘草、生姜、红枣)。

【简释】 失眠、睡后多梦，梦多恐怖，易于惊觉，动作或闻响声即感心跳加速，并有轰热、头汗和手汗等症，脉搏多细数，或呈不规律现象。在虚弱症里多由思虑过度得来，不能感受刺激，刺激则惊惧不能自解，症状因而加剧。中医以《内经》有“怵惕思虑则伤神”和“心藏神”的说法，认为心经病，前人所说的心经，包括全身精神活动和脑的一部分病变。天王补心丸滋补心脑，兼有清火、镇静功能。一般失眠患者往往因不能入睡而引起烦躁内热等虚性兴奋现象，更因烦躁内热而愈加辗转反侧不能入睡。《金匮》所谓“虚劳虚烦不能眠”，真是描写如绘，此方标本兼顾，最为合式。由于长期的疲劳过度、荣养不良，或月经过多、生育频繁等所招致的失眠、心悸。也有因失眠、心悸等影响消化机能，食欲不振，精神更觉困顿的，宜用归脾汤。此方能养血、健肠胃、改善全身症状，兼能止血治月经过多、崩漏淋沥。但略具兴奋作用，如有虚火现象的用时当考虑。

第 3 种：气短、肢软、懒于行动、食少消化不良等症。

【疗法】 ①健脾养胃；②补中益气。

【常用方】 ①参苓白术散（人参、山药、扁豆、莲肉、白术、茯苓、砂仁、桔梗、苡米、炙甘草，水泛为丸）。②补中益气汤（炙黄芪、人参、炙甘草、白术、陈皮、当归、升麻、柴胡、生姜、红枣）。

【简释】 中医治虚弱症，极重视中气，认为中气是后天生化的根本，只要中气能振作，其他症状可能逐渐改善。中气究竟是什么？从诊断和治疗来看，包括了整个的消化、营养作用。由于整个消化机能薄弱，引起食欲不振，消化、吸收和排泄机能都不健全，营养也因而缺乏。它的症状是呼吸少气，胸膈似闷非闷，四肢懒惰，不愿言语，精神无法奋起，纳食不思，食亦无味，甚至食后停滞难化，频作嗳气，稍进油腻，大便即成糊状等。参苓白术散药性平和，健脾养胃，方内参、苓、术、草即四君子汤，为调中补气的基本方剂，再加砂仁为辛香健胃药，山药、莲肉等均有营养功能。对于一般病后（热性病津液耗伤的除外）用作调养，也很相宜。进一步病情较深，兼有行动喘息，久泻不止等，认作中气下陷，须用补中益气汤。即在健脾方内加入黄芪补气，当归养血，升麻、柴胡以升清，故并治虚性便血和月经过多等症。

第4种：遗精、阳痿、早泄、腰背酸疼等症。

【疗法】 ①益肾固精；②温补命门。

【常用方】 ①七宝美髯丹（制首乌、枸杞子、菟丝子、茯苓、当归、牛膝、补骨脂、蜜丸）。②龟鹿二仙胶（龟甲、鹿角、杞子、人参，炼成胶）。

【简释】 如前所述，中医的肾经包括内分泌，认为与生殖力有极大关系，故又称先天。并指出肾经的体质是阴，其功能是阳，所谓命门之火；肾经和命门的作用是相对而相成的，故又有左肾右命之说。男子阳痿、早泄、遗精、滑精以及精寒、阴囊冷、腰背酸痛等性机能衰弱症，便是其中显著的一部分症状。虽然由于阴分亏乏，而阳虚不能亢奋实为主要原因，故治疗必须温养肾命，促进其温养能力，单靠滋阴固精是不够全面的。七宝美髯丹以首乌为主药，目的在于滋肾、补肝、涩精，一方面即用补骨脂温补命火，并配合其他强壮药。龟鹿二仙胶则取血肉有情之品，能峻补气血，益髓固精，特别是助阳而不燥烈，最适宜于长期调养。至于阴虚火旺的遗精，当然不能用此，显而易见的它不会有阳痿症状发现。

常见虚症，以上述四项较多，就是《金匮》所说虚劳，也不外此数项。如酸枣仁汤治失眠，黄芪建中汤治里急，桂枝加龙牡汤治遗精和八味肾气丸治腰痛等都是。本人引用的虽然大半时方，意义还是相同。所以钻研仲景著作，主要是学习他的辨证和治法，这一关能打通，可以理解后世医学的发展，不会再有经方和时方的争执。

十二、肺痿、肺痈病

肺痿和肺痈同属肺脏疾患，但症状、原因和治法截然不同。大概肺痿属虚，肺痈属实，故《金匮》首先指出：“问曰：热在上焦者，因咳为肺痿，肺痿之病，从何得之？师曰：或从汗出，或从呕吐，或从消渴，小便利数，或从便难，又被快药下利，重亡津液，故得之。曰：寸口脉数，其人咳，口中反有浊唾涎沫者何？师曰：为肺痿之病。若口中辟辟（形容干枯）燥，咳即胸中隐隐痛，脉反滑数，此为肺痈，咳吐脓血。脉虚数者为肺痿，数实者为肺痈”。这一节分辨肺痿和肺痈的脉症已极仔细，又叙列两者的方治如下：

【肺痿】 “肺痿吐涎沫而不渴者，其人不渴必遗尿、小便数，所以然者，以上虚不能制下故也。此为肺中冷，必眩、多涎唾，甘草干姜汤以温之。若服汤渴者属消渴。”

【肺痈】 “肺痈喘不得卧，葶苈大枣泻肺汤主之。”

“咳而胸满，振寒脉数，咽干不渴，时出浊唾腥臭，久久吐脓如米粥者为肺痈，桔梗汤主之。”

在这里可以分出肺痿和肺痈的虚实寒热。肺痿属于虚寒，故用甘草干姜汤以温化，肺痈属于实热，故脓未成的用葶苈大枣汤来荡涤，脓已成的用桔梗汤来开提。然而仲景所说“重亡津液”的肺痿症没有指出治法，本人认为如果津液枯燥，咳声不扬，行动即觉气促，兼有虚热现象的，甘草干姜汤决不能用，一般用固本丸（人参、生地、熟地、天冬、麦冬）似为合适。所以有人说麦门冬汤即是肺痿伤津液的主方，考《肘后方》本有“麦门冬汤治肺痿咳唾涎沫不止，咽喉燥而渴”的记载，也有见地。

肺痈已成治法，以降火排脓为主，多用《千金》苇茎汤（芦根、薏仁、桃仁、甜瓜子），但后人桔梗杏仁煎（桔梗、杏仁、贝母、枳壳、连翘、麦冬、甘草、银花、阿胶、百合、夏枯草、红藤）亦可采取。若兼形气虚弱的，《济生方》有紫菀茸汤（紫菀、犀角、甘草、人参、桑叶、款冬花、百合、杏仁、阿胶、贝母、半夏、生蒲黄、生姜）和宁肺桔梗汤（桔梗、贝母、当归、蒌仁、黄芪、枳壳、甘草、桑皮、防己、百合、苡仁、五味子、地骨皮、知母、杏仁、葶苈、生姜)。

十三、咳嗽、上气病

上气的上字读上声，即气分上逆的意思。在病理上有因咳而气升的，也有因气升而作咳的，故咳嗽和上气很难划分。但在治疗上，咳嗽和上气毕竟有所区别，兹先就《金匮》对于本病的原因作出如下的分类：

【寒邪】 “上气喘而躁者属肺胀，欲作风水，发汗则愈。”

“咳而脉浮者，厚朴麻黄汤主之。”

【热邪】 “大（金鉴谓当是火字）逆上气，咽喉不利，止逆下气，麦门冬汤主之。”

“咳而上气，此为肺胀，其人喘，目如脱状，脉浮大者，越婢加半夏汤主之。”

“肺胀咳而上气，烦躁而喘，脉浮者，心下有水，小青龙加石膏汤主之。”

【水饮】 “咳而上气，喉中有水鸡声，射干麻黄汤主之。”

“咳逆上气，时时吐浊，但坐不得眠，皂荚丸主之；”

“咳而脉沉者，泽漆汤主之。”

《内经》上说：“肺病者喘咳逆气。”又说：“肺、手太阴之脉，是动则病胀满膨膨而喘咳。”故咳嗽上气无不关于肺。肺气阻塞，不能清肃，如何去其致咳的原因，实为治疗的目的。从《金匮》用药来说，有麻黄、桂枝的散风寒，麦冬、石膏的清火，皂荚、泽漆的行痰，厚朴、半夏的理气燥湿，射干、紫菀的降逆气，干姜、细辛的化水饮等，可见包括了多种因子。而这些因子又非单独发病，有风寒兼水饮者，有外邪挟内热者，也有因体虚或症情迫急而随症施治者，故除皂荚丸专攻浊痰外，其他射干麻黄汤、厚朴麻黄汤、泽漆汤、越婢加半夏汤和小青龙加石膏汤等都为复方一类。必须辨别那方面是主因，哪一项是主症，然后对于《金匮》的治咳方剂才能头绪分明。同时也说明了上面所说的寒邪、热邪和水饮仅在大体上分类，不能以此划界自守。

后人以有声无痰为咳，有痰无声（不是真的无声，指音小而不响）为嗽，意思是气上作咳，痰升成嗽，故治咳嗽注重顺气化痰，一般用二陈汤（半夏、陈皮、茯苓、甘草）为主方。《医方集解》所谓："半夏性温，体滑性燥，行水利痰为君，痰因气滞，气顺则痰降，故以陈皮利气。"然而习用的如杏苏散（杏仁、紫苏、前胡、半夏、陈皮、茯苓、桔梗、甘草、枳壳、生姜、大枣）治风寒咳嗽，泻白散（桑皮、地骨皮、甘草、粳米）治痰热咳嗽，控涎丹（甘遂、大戟、白芥子）治顽痰积饮，都不能脱离《金匮》范畴。特别是如清气化痰丸（半夏、胆星、橘红、枳实、杏仁、栝蒌仁、黄芩、茯苓、姜汁）、金沸草散（旋覆花、前胡、细辛、荆芥、赤茯苓、半夏、甘草、姜、枣）等，也是都由复方组成。这些用药与《金匮》不同，而治疗的方针没有异样。凡在一个理论体系下形成的不能认为分歧，相反地可使我们在处方上得到更多灵活运用的经验。

十四、奔　豚　病

奔豚病为五积之一，《难经》记载："肺之积曰息贲，肝之积曰肥气，心之积曰伏梁，脾之积曰痞气，肾之积曰贲豚。"然而《金匮》所说的奔豚，含有两个病灶和两种病因。一是属于肾脏寒气上逆，如说："发汗后烧针令其汗，针处被寒，核起而赤者，必发贲豚，气从少腹上至心，灸其核上各一壮，与桂枝加桂汤主之"。又说："发汗后脐下悸者，欲作奔豚，茯苓桂枝甘草大枣汤主之"。一是属于肝脏气火上逆，如说："奔豚病从少腹起，上冲咽喉，发作欲死，复还止，皆从惊恐得之"。

又说："奔豚气上冲胸，腹痛，往来寒热，奔豚汤主之"。也就是说奔豚病有两种治法，由于寒气的宜温散，由于肝气的宜解寒热而降逆，这其间有寒热虚实很大距离。前人以肾为阴脏而居于下，故少腹的病变都责于肾，又以肝主气而为将军之官，故把另一病变归于肝。考"诸病源候论"既有积聚篇的肾积奔豚，又有气病篇的奔豚气候，分明有两个病理。近人有认作胃肠积气过多而累及衰弱的心脏，这种违背中医理论体系的解释，相等于把肺痿硬套为肺结核病，我个人认为徒滋混乱而已。

治奔豚用散寒降逆法是正治，故桂枝加桂汤和苓桂甘枣汤当为主方。《肘后方》治奔豚病用桂心、甘草、人参、半夏、生姜、吴萸，目的亦在温降，并可悟加减方法。奔豚汤中的李根白皮，据各家本草治消渴、热毒烦躁。但《外台秘要》奔豚方中大半用此，遂有认为奔豚主药，如果从全面来看，归、芍、川芎的和肝，芩、葛和李根的清热，主要在于清泄肝邪，故《金匮》标题作奔豚气。"气"字极有意义，又在首条即指出："病有奔豚，有吐脓，有惊怖，有火邪，此四部病皆从惊发得之"。虽然吐脓、惊怖，火邪三病的原文散失，但都为精神刺激而属于内热一类，是可以理解的了。

十五、胸　痹　病

胸痹的症状是胸部痞塞不通，因不通而痛，兼伴气短，故《金匮》把胸痹、心痛、短气并为一篇，实际只是一种病，但有轻重上的不同程度。由于病名胸痹，又与心痛、短气相连，一般认为心脏和肺脏疾患，其实是胃病的一种。也由于《金匮》有"责其极虚也"和"今阳虚而知在上焦"的说法，有人认作阳虚症。其实是胃中受寒而阳气郁滞，并非真正虚候。所以胸痹的病灶在胃，其因为寒，其病理为气分闭塞。它的症状特征为牵引性的心背彻痛。主要治法为通阳、散寒、理气、和胃。《诸病源候论》说得比较详细：“寒气客于五脏六腑，因虚而发，上冲胸间则胸痹。胸痹之候，胸中愊愊如满，噎塞不利，习习如痒，喉里涩，唾燥，甚者心里强否急痛，肌肉苦痹，绞急如刺，不得俯仰，胸前肉皆痛，手不能犯，胸满短气，咳吐引痛，烦闷，自汗出，或彻背膂，其脉浮而微者是也”。故《金匮》胸痹证治，在一个原则下分为三项：

【主症主方】　“胸痹之病，喘息咳唾，胸背痛，短气，寸口脉沉而迟，关上有紧数，栝蒌薤白白酒汤主之。”

“胸痹不得卧，心痛彻背者，栝蒌薤白半夏汤主之。”

“胸痹心中痞气，气结在胸，胸满胁下逆抢心，枳实薤白桂枝汤主之。”

【轻症方】　“胸痹胸中气塞短气，茯苓杏仁甘草汤主之，橘枳姜汤亦主之。”

“心中痞，诸逆心悬痛，桂枝生姜枳实汤主之。”

【重症方】　“胸痹缓急（病症时轻时重的意思，但这里是指急的时候）者，薏苡附子散主之。”

“心痛彻背，背痛彻心，乌头赤石脂丸主之。”

上列各方内，薤白味辛苦温，能温中散结气，清代叶天士治胃病极其赏用，赞其宣阳疏滞而不伤胃气，在他《临证指南》里称做辛滑通阳法，当为《金匮》胸痹病的主药。桂枝、半夏、枳实、生姜、厚朴、橘皮等作用，不外祛寒、调气、和中，多是衡量缓急、随症加减的药物。痛得剧烈的用蜀椒、乌头、附子、干姜等大辛大热，目的在于急救，与《千金方》蜀椒散（蜀椒、吴萸、桂心、桔梗、乌头、豆豉）和细辛散（细辛、桂心、生姜、茯苓、地黄、白术、瓜蒌、枳实、甘草）重用细辛意义相近。《千金方》还有熨背散外治方，用乌头、桂心、附子、羌活、细辛、川芎、蜀椒为末，棉裹火上烘热，熨背部，这也是一个办法。

十六、腹　满　病

腹满多为胃肠病。《伤寒论》把它属于阳明和太阴范围，《金匮》上还是同一分类。把实症、热症、可下之症归入阳明，虚症、寒症和当温之症归入太阴。其主要鉴别是在于胀与痛两方面。如说："病者腹满，按之不痛者为虚，痛者为实，可下之，舌黄未下者，下之黄自去"；又说："腹满时减复如故，此为寒，当与温药"。此为仲景辨证的大法。考《内经》论腹满："脏寒生满病"，"诸湿肿满，皆属于脾"和"饮食起居失节，入五脏则腹满闭实"等，也以脾胃消化失常作为纲领。故《内经》在治法方面，提出"中满者泻之于内"。泻之于内不同于一般的泻下法，含有消运疏导之意。说明腹内胀满，应该排除，但不是单纯的攻逐所能解决。仲景接受了前人的经验，分为如下三类：

【里虚症】　"夫瘦人绕脐痛，必有风冷，谷气不行，而反下之，其气必冲，冲者心下则痞。"

"腹中寒气，雷鸣切痛，胸胁逆满呕吐，附子粳米汤主之。"

【里实症】　"腹满不减，减不足言，当须下之，宜大承气汤。"

"痛而闭者，厚朴三物汤主之。"

"胁下偏痛发热，其脉紧弦，此寒也，以温药下之，宜大黄附子汤。"

【表里俱实症】　"病腹满发热十日，脉浮而数，饮食如故，厚朴七物汤主之。"

"按之心下满痛者，此为实也，当下之，宜大柴胡汤。"

如上所述，腹满症和胀与痛是有密切联系。仲景就在这两个不同程度上加以区分虚实、寒热和表里。然而腹满除脾胃之外也有其他原因，故又指出："趺阳脉微弦，法当腹满，不满者必便难，两胠疼痛，此虚寒从下上也，当以温药服之"。说明肝气受寒也能致腹满，但脉症截然两样。后人从这理论推阐，有治中汤（党参、白术、干姜、甘草、青皮、陈皮、半夏、生姜）、解肝煎（陈皮、半夏、茯苓、厚朴、苏叶、白芍、砂仁）、逍遥散（当归、白芍、柴胡、白术、茯苓、甘草、生姜、薄荷）等方剂，理气和中，肝脾并治。由此可见，前人在脾胃病症里极其注意肝病，恰如现代医学把肝胆疾患包括在消化系统之内。中西医理论体系虽然不同，未始没有共同之点，正待我们细细地整理。

十七、寒　疝　病

寒疝是古代腹痛中特殊症候之一。《内经》上说："病在少腹，腹痛不得大小便，病名曰疝，得之寒。"《诸病源候论》上也说："疝者痛也，此由阴气积于内，寒气结搏而不散，腑脏虚弱，风冷邪气相击，则腹痛里急，故云寒疝腹痛也"。主要是受寒发作，按其腹部高突不平，有如山陵起伏，故名。所以《金匮》的叙述是：

【主症主方】　"心胸中大寒痛，呕不能饮食，腹中寒，上冲皮起出见（通现）有头足，上下痛而不可触近，大建中汤主之。"

"寒气厥逆，赤丸主之。"

"腹痛脉弦而紧，弦则卫气不行即恶寒，紧则不欲食，邪正相搏，即为寒疝，寒疝绕脐痛苦，发则白津出《内经》有"津脱者汗大泄"之句，当指大汗而言），手足厥冷，大乌头煎主之。"

"寒疝腹中痛及胁痛里急者，当归生姜羊肉汤主之。"

"寒疝腹中痛，逆冷手足不仁，若身疼痛，灸刺诸药不能治，抵当乌头桂枝汤主之。”

很显然，它的原因是寒邪，它的主症是腹中痛，它的特征是上冲皮起出现有头足。随着疼痛所引起的兼症是呕吐、汗出、手足厥冷等，它的主要治法是温中散寒，加入镇痛之品。镇痛之品当以乌头为主药，看到赤丸的服法内：“不知，稍增之，以知为度”。又乌头桂枝汤的服法内：“其知者如醉状”。可知乌头虽为辛热药，能散寒湿风冷，实则利用其麻醉作用。《金匮》里另有乌头赤石脂丸治心痛彻背，背痛彻心，乌头汤治历节疼痛，不可屈伸，同样以镇痛为唯一目的。有人问能不能不用乌头？我以为《温病条辨》曾经选用椒桂汤（川椒、桂枝、良姜、柴胡、小茴香、陈皮、吴萸、青皮），亦有效验。至于大建中汤重在扶阳，当归生姜羊肉汤重在治疗血虚有寒，均非寒疝主方，应当别论。

寒疝为腹痛症，但与一般腹痛有别，故仲景寒疝方不能使用于一般寒性腹痛。治一般的寒性腹痛当于《伤寒论》三阴篇中求之。后世常用的香砂六君汤（木香、砂仁、党参、白术、茯苓、甘草、半夏、陈皮）和排气饮（藿香、乌药、木香、厚朴、枳壳、陈皮、泽泻、香附）等，亦可参考。

十八、宿　食　病

宿食的意义是食后经宿不消，使人腹胀痞闷，嗳嗯酸腐，即俗所谓积食。食积于内，不能排泄，依据《内经》上“留者攻之”的治则，当以泻下为主。故《金匮》云：“下之愈，宜大承气汤”。又云：“当下之，宜大承气汤”。但积在于肠，可用下法，若停于胃，催吐为捷。因此，又有“宿食在上脘，当吐之，宜瓜蒂散”的条文。成无己说：“宿食在中下脘者则宜下，宿食在上脘则当吐。”《内经》曰：“其高者因而越之，其下者引而竭之。”总之不离因势利导。必须说明的，其有食停中脘，吐之已迟，下之嫌早，则又宜用消运一法，保和丸（神曲、山楂、茯苓、半夏、陈皮、莱菔子、连翘）及大和中饮（山楂、厚朴、枳实、半夏、陈皮、干姜、泽泻、木香、麦芽、砂仁）最为妥善。

宿食症极为常见，吐之下之亦为常法，但本人认为必宗仲景用瓜蒂散和大承气汤来治疗则大可考虑。理由是健康之体，偶然饮食过量，食滞成积，用峻剂排除，尚无大害；如果脾胃薄弱的人，也固守经方，孟浪从事，未免太迂。而且积食之人，多数属于脾胃薄弱一流，前人所谓“胃气以下行为顺，脾气以健运为能，胃阳虚则饱食辄嗳，脾阳虚则多食不化”。所以治宿食症也当审察标本，因人而施，不要孟浪从事。

十九、五脏风寒症

《金匮》五脏风寒症，历来注家无明确解释，多数拘泥在《伤寒论》的中风、中寒等名词，遂使格格不相入。本人的意见：

（一）已经指出五脏字样，是病在内脏，不应当专从外感立论；

（二）风与寒可以代表两种症状的不同性质，不一定指狭义的风邪和寒邪；

（三）前人所说的五脏症状，往往包涵经络范围，见到那些症状，就认为与某脏有关，并不局限一脏。

所以五脏风寒症包括热性和寒性、虚性和实性多方面，它可以由风邪或寒邪引起，也可能由本身的阴虚或阳虚引起。体会《金匮》五脏的条文，主要是根据症状来鉴别，不应仅据辨症的概念，而应注意其具体例子和治法，比较切实。兹将《金匮》原文列表如下（表3）：

上表内原文有缺略，肺中寒条亦觉太简，恐系传写遗漏，决非无此症候。在病例方面比较重要，我想援引肺痿和肺胀两症补入，是否合适，盼望同道研究。至于肝着病的着字是留着

表 3 《金匮》五脏风寒症

五脏	中风	中寒	病例
肺	口燥而喘，身运而重，冒而肿胀。	吐浊涕。	（缺）
肝	头目瞤，两胁痛，行常伛，令人嗜甘。	两臂不举，舌本燥，喜太息，胸中痛，不得转侧，食则吐而汗出。	肝着，其人常欲蹈其胸上，先未苦时，但欲饮热，旋覆花汤主之。
心	翕翕发热，不能起，心中饥，食即呕吐。	心中如啖蒜状，剧者心痛彻背，背痛彻心，譬如蛊注，其脉浮者，自吐乃愈。	心伤者，其人劳倦即头面赤而下重，心中痛而自烦，发热，当脐跳，其脉弦，此为心脏伤所致也。 邪哭使魂魄不安者，血气少也，血气少者属于心，心气虚者其人则畏，合目欲眠，梦远行而精神离散，魂魄妄行，阴气衰者为癫，阳气衰者为狂。
脾	翕翕发热，形如醉人，腹中烦重，皮目瞤瞤而短气。	（缺）	趺阳脉浮而涩，浮则胃气强，涩则小便数，浮涩相搏，大便则坚，其脾为约，麻子仁丸主之。
肾	（缺）	（缺）	肾着之病，其人身体重，腰中冷，如坐水中，形如水状，反不渴，小便自利，饮食如故，病属下焦，身劳汗出，表里冷湿，久久得之，腰以下冷痛，腰重如带五千钱，甘姜苓术汤主之。

的意思。肝气郁结，因而营行不利，当是受寒所致，故用旋复花汤的行气散滞，通阳活血。《医宗金鉴》认为方症不合，实不恰当。且此方用药虽只三味，立法极佳。《叶天士医案》中逢到久痛入络，常用此方加减。所加当归须、桃仁、郁金等药，效果显著，可谓读书有得。心伤症的伤字应作虚弱解，故其病多发于劳倦之后。所说面赤、自烦、发热，都为虚火上扰之象，与下文邪哭一条可以结合。邪哭是悲伤哭泣，如邪所凭，由于血少所致。故接着指出失眠症状："其人则畏，合目欲眠，梦远行而精神离散、魂魄妄行"，形容疲劳过度后欲眠不眠状态维妙维肖。这类症候，经久不愈，可以造成心理上极度恐怖，如癫如狂。从现在来说，都属于神经衰弱范围。仲景没有立方，我以为虚劳病篇的酸枣仁汤（枣仁、甘草、知母、茯苓、川芎）可以借用。脾约症见于《伤寒论》，是指津液枯燥的便闭，不能用承气汤猛攻，故把小承气汤加入麻仁、杏仁、芍药养阴滋润。这方法对于温病学家启发甚大，吴鞠通治阴虚便闭的增液汤（生地、玄参、麦冬），以补药之体，作泻药之用，实从麻仁丸化出。肾着本非肾脏病，因症状偏重腰部，腰为肾之府，遂称肾着。同时由于寒湿内阻，中焦阳气不化，故用甘草干姜茯苓白术汤，目的不在温肾而在散寒逐湿。《三因方》有除湿汤，治冒雨着湿，郁于经络，即是此方，更可明确其效用。

因五脏联想到三焦，在虚症则上焦为噫，中焦为消化不良，下焦为遗尿；在热症则上焦为肺痿，中焦为痞满，下焦为尿血或小溲癃闭。下焦中又分大肠和小肠寒热两症，可以发生大便溏薄、大便黏秽、后重便血和痔疮等不同病症。当然，我们不能以此胶柱鼓瑟，但仲景所说三焦的界限极为清晰，指出辨症求因的方法也甚明朗。有人讥其以三焦为说，缥缈难凭，未免太少考虑了。

二十、积 聚 病

《难经》上说："积者阴气也，聚者阳气也，故阴沉而伏，阳浮而动，气之所积名曰积，气之所聚名曰聚，故积者五脏所生，聚者六腑所成也，积者阴气也，其始发有常处，其痛不离其部，上下有所终始，左右有所穷处，聚者阳气也，其始发无根本，上下无所留止，其痛无常处，谓之聚"。《金匮》立论，以"积者脏病也，终不移，聚者腑病也，发作有时，辗转痛移为可治"，实与《难经》相同。所说槃气即食气，因类似积聚而附及，作为鉴别诊断，实非主文。

本篇有两点遗憾，一是没有叙述积聚的症状和治法，二是脉象不与症候相结合，很难加以解释。大概积聚是包括有形的痞块一类，多由气血痰浊凝结而成，因其形态和部位的不同，分为阴阳、脏腑以资区别。后来虽有五积、六聚、七癥、八瘕等名目，但在临床上还是不能离开《难经》和《金匮》的原则性指示。既然是有形的气血痰浊等凝结，治法不离攻逐。《内经》所说"结者散之，留者攻之，坚者削之"等治法，当以积聚症施用为最多。如李士材所订通治的阴阳攻积丸（吴萸、干姜、肉桂、川乌、黄连、橘红、槟榔、茯苓、厚朴、枳实、人参、沉香、琥珀、延胡、半夏曲、巴豆霜），《苏沈良方》记载外治的阿魏膏（羌活、独活、玄参、肉桂、赤芍、穿山甲、生地、两头尖、大黄、白芷、天麻、槐枝、柳枝、桃枝、红花、木鳖子、乱发、黄丹、芒硝、阿魏、乳香、没药、苏合香油、麝香）都是。然而积聚之症不是一朝一夕所成，根深蒂固，必须邪正兼顾。前人有量新久，酌虚实，或一补一攻，或三补一攻等说法。由渐而成，必由渐而去，这是极其合理的。

二十一、痰 饮 病

研究痰饮病之前，必须理解几个问题：

（一）痰饮是病因，由病因而成为病名的。

（二）痰饮和水气是一种，往往因病所不同而异称，但亦并不严格限定。

（三）仲景把痰饮和咳嗽并提，实际上咳嗽仅是痰饮中的一个症状，不应拘泥在咳嗽症上。

因此，研究痰饮病应该首先追究发生痰饮的原因，其次分析痰饮的类型，才能得到正确的诊断，合理的治疗。

《金匮》上没有指出痰饮的原因，从“病痰饮者当以温药和之”一条来看，属于寒症无疑。再观其处方多甘温之品，可知以脾胃阳虚为本。证以《内经》无痰字，其论饮症皆由湿蒸土郁，可云一致。关于病型方面，仲景分为痰饮、悬饮、溢饮、支饮四类。他的解释是：“其人素盛今瘦，水走肠间，沥沥有声，谓之痰饮；饮后水留在胁下，咳唾引痛，谓之悬饮；饮水流行，归于四肢，当汗出而不汗出，身体疼重，谓之溢饮；咳逆倚息，气逆不得卧，其形如肿，谓之支饮”。我们意味着这四饮都就症状命名，故《千金方》有留饮、澼饮、痰饮、溢饮、流饮五种，即《金匮》也更有留饮、伏饮等名称，实则只是痰饮一种而已。仲景根据四个类型审别轻重处理，兹择要分列如下：

【痰饮】“夫心下有留饮（留饮即痰饮之留而不去者），其人背寒冷如掌（掌原作水，依尤在泾改）大。”

“留饮者，胁下痛引缺盆，咳嗽则转甚（转甚原作辄已，据《脉经》改）。”

“胸中有留饮，其人短气而渴，四肢历节痛，脉沉者有留饮”。

"膈上病痰满喘咳吐，发者寒热背痛腰疼，目泣自出，其人振振身瞤剧，必有伏饮（痰饮之伏而难攻者）。"

"夫病人饮水多必暴喘满，凡食少饮多，水停心下，甚者则悸，微者短气。"

"心下有痰饮，胸胁支满，目眩，苓桂术甘汤主之。"

"夫短气有微饮，当从小便去之，苓桂术甘汤主之，肾气丸亦主之。"

"病者脉伏，其人欲自利，利反快，虽利心下续坚满，此为留饮欲去故也，甘遂半夏汤主之。"

"腹满口干舌燥，此肠间有水气，己椒苈黄丸主之。"

"卒呕吐，心下痞，膈间有水，眩悸者，小半夏加茯苓汤主之。"

"假令瘦人脐下有悸，吐涎沫而癫（应据《医宗金鉴》改作巅）眩，此水也，五苓散主之。"

"咳家其脉弦，为有水，十枣汤主之。"

"咳逆倚息不得卧，小青龙汤主之。青龙汤下已，多唾口燥，寸脉沉，尺脉微，手足厥逆，气从少腹上冲胸咽，手足痹，其面翕热如醉状，因复下流阴股，小便难，时复冒者，与茯苓桂枝五味甘草汤治其气冲。冲气即低，而反更逆胸满者，用桂苓五味甘草去桂加干姜细辛以治其咳满。咳满即止，而后更渴，冲气复发者，以细辛、干姜为热药也，服之当遂渴。而渴反止者有支饮也，支饮者法当冒，冒者必呕，呕者纳半夏以去其水。水去呕止，其人形肿者，加杏仁主之。其症应纳麻黄，以其人遂痹，故不纳之，若逆而纳之者必厥。所以然者，以其人血虚，麻黄发其阳故也。若面热如醉者，此为胃热上冲熏其面，加大黄以利之。"

"先渴后呕，为水停心下，此属饮家，小半夏加茯苓汤主之。"

【悬饮】"脉沉而弦者悬饮内痛，病悬饮者，十枣汤主之。"

【溢饮】“病溢饮者当发其汗，大青龙汤主之，小青龙汤亦主之。”

【支饮】“膈间支饮，其人喘满，心下痞坚，面目黧黑，其脉沉紧，得之数十日，医吐下之不愈，木防已汤主之，虚者即愈，实者三日复发，复与不愈者，宜木防已汤去石膏加茯苓芒硝汤主之。”

“心下有支饮，其人苦冒眩，泽泻汤主之。”

“支饮胸满者，厚朴大黄汤主之。”

“支饮不得息，葶苈大枣泻肺汤主之。”

“呕家本呕，渴者为欲解，今反不渴，心下有支饮故也，小半夏汤主之。”

“夫有支饮家，咳烦胸中痛者，不卒死，至一百日或一岁，宜十枣汤。”

从上面许多方剂中可以归纳为四类：

（一）痰饮正治，以温化为主，如桂苓术甘汤、肾气丸等；

（二）兼表症者，温而发汗，如大小青龙汤等；

（三）在下焦者，温而利小便，如泽泻汤、小半夏加茯苓汤等；

（四）深痼难化者，温而攻逐，使从大便排除，如十枣汤、甘遂半夏汤等。

但不宜单靠一条作标准，应把各条综合起来，寻出特征后，予以适当的治疗。比如十枣汤治悬饮，在痰饮、支饮亦用之。又如说：“其人有支饮在胸中故也，治属饮家”。可知仲景虽然分类，并不划地自守。因而还可看到“水在心，心下坚筑短气，恶水不欲饮，水在肺，吐涎沫，欲饮水，水在脾，少气身重，水在肝，胁下支满，嚏而痛，水在肾，心下悸”一节，乃指水饮影响五脏，并非真在五脏之内，即不须根据五脏立方。饮去则脏气自安，故仲景不出治法。有人为补苓桂术甘汤、苓桂甘枣汤等，真是画蛇添足。

一般痰饮症多见咳嗽气喘，患者年龄多在50岁以上，天寒加剧，天热轻减，由于体质上有变化，很难根治。它的发作每因外寒引起，故小青龙汤最为常用。若在平时调理，当分脾肾。在脾宜桂苓术甘汤，在肾宜肾气丸。阳气极虚喘促欲脱者，后人加入黑锡丹（黑铅、硫黄、沉香、附子、胡芦巴、阳起石、破故纸、茴香、肉豆蔻、金铃子、木香、肉桂），但黑锡丹只能用作急救，不可常服，以免铅中毒。至于降气药在痰饮症不起主要作用，泻下之剂更宜谨慎。

二十二、消　渴　病

中医治消渴，向来分三焦：上消主肺，肺热津伤，渴饮无度，叫做消渴，即《内经》所说“心移热于肺，传为鬲消”；中消主胃，胃热常觉饥饿，饮食增加而形体反消瘦，叫做消谷，即《内经》所说“瘅成为消中”；下消主肾，口渴引饮，小溲浑浊如膏，叫做肾消，即《内经》所说“肾热病苦渴数饮身热”。三消口渴，不尽属于热症，故由于火盛者称做阳消，也有气化无权的称做阴消。《金匮》论消渴极为简略，如说：“厥阴之为病，消渴气上冲心，心中疼热，饥不欲食，食即吐蛔，下之不肯止”；又“趺阳脉浮而数，浮即为气，数即消谷而大（大下疑脱便字）坚，气盛则溲数，数即坚，坚数相搏，即为消渴”；又“男子消渴，小便反多，以饮一斗，小便一斗，肾气丸主之”，都没有指出具体的症、因、脉、治。但在这三条里却不难看出上中下和阴阳的区别，同《内经》理论一脉相承，还替后人开辟了研究道路。近来有不同意三焦之说，并以为西医只有糖尿症，其他可以不问。这种对号入座的办法，将会把中医宝贵经验沉诸大海，非我所取。

仲景治消渴只有两方：一为肾气丸，乃治下焦虚寒症，后世有用鹿茸丸（鹿茸、麦冬、熟地、黄芪、五味子、鸡内金、苁蓉、补骨脂、牛膝、山萸、人参、地骨皮、茯苓、玄参）的，脱胎于此，效力较胜。倘然下焦有热，当从六味丸法，或用大补地黄丸（生地、熟地、山药、萸肉、杞子、白芍、当归、玄参、知母、黄柏、苁蓉）可以意会；另一为白虎加人参汤，当治上中消之肺胃热盛伤津症。但治上中消热症不宜过分寒凉，一般用天花粉散（花粉、生地、麦冬、干葛、五味子、甘草、粳米）或玉女煎（石膏、地黄、麦冬、知母、牛膝）加减比较妥善。此外，五苓散和文蛤散症本非消渴，因为也有口渴现象，仲景把它并列，以资鉴别，兹不讨论。

二十三、小便不利症

本篇原题作小便利，但篇中多为小便不利症，因改小便不利。小便不利有多种原因，故后世治法有淡渗、分利、清降、宣通、清润、升举和温化等等。《金匮》叙列的比较单纯，除“小便不利，有水气，其人苦渴。栝蒌瞿麦丸主之”条指出水气内停，“脉浮发热，渴欲饮水，小便不利者，猪苓汤主之”条指出燥热水结现象外，如“小便不利，蒲灰散主之，滑石白鱼散、茯苓戎盐汤并主之”一条，没有症状可供参考，更难捉摸。又象蒲灰一味，或谓即蒲席烧灰，或谓箬灰，或谓蒲黄粉，诸说纷纭，莫衷一是。即墨安荆山中医师年届八十，近以“金匮浅注勘误录”邮示，指出蒲有香臭两种，香蒲叶可编席，其花粉即蒲黄，亦即古之蒲灰。并引甄权、李时珍等学说，认为“蒲灰散所主小便不利系治热淋病，用蒲灰清利血分，滑石清利气分。世医不察，有以香蒲叶或蒲葵叶（俗名芭蕉扇）或菖蒲根当之者，所误非小，不可不辨”云云。

与小便不利类似者又有淋症。但淋症的症状不一，诊治也不同于小便不利。仲景所说：“淋病小便如粟状，小腹弦急，痛引脐中”，当指石淋而言。后人用加味葵子散（葵子、茯苓、滑石、芒硝、生草、肉桂）或二神散（海金沙、滑石），用木通、麦冬、车前子煎汤送服。最近有谓金钱草（又叫连钱草）有特效，并治肾结石、胆结石等，尚待积累经验，加以肯定。

二十四、水　气　病

《金匮》水气病分为风水、皮水、正水、石水四类。如果从症状和方剂上进行研究，只有表里两大纲，风水、皮水属于外，正水、石水属于内。所以仲景在治则上提出了这样一个提纲：“诸有水者，腰以下肿当利小便，腰以上肿当发汗乃愈”。

表4　《金匮》水气病

表	风水	风水其脉自浮，外症骨节疼痛，恶风 寸口脉沉滑者，中有水气，面目肿大有热、名曰风水 视人之目窠上微拥，如蚕新卧起状，其颈脉动，时时咳，按其手足上陷而不起者风水 风水脉浮身重，汗出恶风者，防己黄芪汤主之，腹痛者加芍药 风水恶风，一身悉肿，脉浮不渴，续自汗出，无大热，越婢汤主之
	皮水	皮水其脉亦浮，外证胕肿，按之没指，不恶风，其腹如鼓，不渴，当发其汗 皮水为病，四肢肿，水气在皮肤中，四肢聂聂动者，防己茯苓汤主之 里水（脉经作皮水）者，一身面目黄（脉经作洪）肿，其脉沉，小便不利，故令病水。假如小便自利，此亡津液故令渴也，越婢加术汤主之 里水，越婢加术汤主之，甘草麻黄汤亦主之
里	正水	正水其脉沉迟，外证自喘 夫病水人，目下有卧蚕，面目鲜泽，脉伏，其人消渴，病水腹大，小便不利，其脉沉绝者，有水，可下之
	石水	石水，其脉自沉，外证腹满不喘

这种治法，就是《内经》所说的“开鬼门、洁净府”，也是后来《医宗金鉴》所说：“治诸水之病，当知上下、表里分消之法”。兹择《金匮》原文中意义明显的分列如下（表4）：

水气究竟是什么病呢？在表4内可以看出是肿胀病。为了肿胀原因多属水湿内停，仲景就把水气为名。如说：“寸口脉沉而迟，沉则为水，迟则为寒，寒水相搏，趺阳脉伏，水谷不化，脾气衰则鹜溏，胃气衰则身肿”。又说：“问曰：病下利后渴饮水，小便不利，腹满因肿者何也？答曰：此法当病水，若小便自利及汗出者自当愈”。已明白地指出了中气虚寒，水邪中阻。《诸病源候论》把风水、皮水、石水等列入水肿候门，更可证明水气即肿胀症。必须说明，肿与胀不是一种病，胀病中有水胀也有气胀。但气胀经久，可以变成腹水。那么仲景所说的气分，如“气分心下坚，大如盘边如旋杯，水饮所作，桂枝去芍药加麻辛附子汤主之，”及“心下坚大，如盘边，如旋盘，水饮所作，枳术汤主之”两条，不是突出的例子。“阴阳相得，其气乃行，大气一转，其气乃散”数语，尤为治疗胀病的重要关键了。

仲景在四类水气症外，又有五脏水症：“心水者，其身重而少气，不得卧，烦而躁，其人阴肿；肝水者，其腹大不能自转侧，胁下腹痛，时时津液微生，小便续通；肺水者，其身肿，小便难，时时鸭溏；脾水者，其腹大，四肢苦重，津液不生，但苦少气，小便难；肾水者，其腹大，脐肿，腰痛不能溺，阴下湿如牛鼻上汗，其足逆冷，面反瘦”。这是五脏受水气侵凌的反映，相等于痰饮病的五脏症候，故亦不出方治。

黄汗一症，为风、水、湿、热交郁的表里同病。似水气而实非水气，似历节而也非历节，故仲景在历节病内曾经述及，又在水气病内定出方药。据《金匮》记载：“问曰：黄汗之病，身体肿，发热汗出而渴，状如风水，汗沾衣色正黄如柏汁，脉自沉，何从得之？师曰：以汗出入水中浴，水从汗入得之，宜芪芍桂酒汤主之”。又：“黄汗之病，两胫自冷，假令发热，此属历节；食已汗出，又身常暮卧盗汗出者，此荣气也，若汗出已反发热者，久久其身必甲错，发热不止者必生恶疮，若身重汗出已辄轻者，久久必身瞤，瞤即胸中痛，又从腰以上必汗出，下无汗，腰髋弛痛，如有物在皮中状，剧者不能食，身疼重烦躁，小便不利，此为黄汗，桂枝加黄芪汤主之”。这二方用药相近，目的皆在宣达阳气，以疏化郁遏之邪。

仲景治水气，提出了发汗和利小便的大法，然方剂多偏于解表，即症状也偏重于风水和皮水。《医宗金鉴》曾补出十枣汤、神佑丸一类。但肿胀用泻，只能施于一时，且泻而无效，徒然损伤正气，不若利小便的逐渐分消最为妥善。因此，我认为习用的五皮饮（大腹皮、茯苓皮、陈皮、桑白皮、姜皮）和导水茯苓汤（赤苓、白术、泽泻、桑皮、麦冬、紫苏、木瓜、木香、大腹皮、陈皮、砂仁、槟榔、灯心）等方，看似平淡，若能很好地掌握，亦有相当疗效。

二十五、黄 疸 病

中医诊断黄疸，除观察目黄、溲黄的深淡及肤色的鲜明和晦滞外，特别重视全身症状，如发热和胸腹部病变等。也就是说，中医治疗黄疸以辨证为根据，或汗或吐或下或利尿，方法并不简单。《金匮》上指出了谷疸、酒疸、女劳疸等，是指病源而言，若从性质来分，只有如下两类：

【湿热】“夫病酒黄疸，必小便不利，其候心中热、足下热，是其证也。”

“酒黄疸者，或无热、清言了了，腹满欲吐，鼻燥，其脉浮者先吐之，沉弦者先下之。”

“酒疸心中热，欲吐者，吐之愈。”

“酒疸下之，久久为黑疸，目青面黑，心中如啖蒜虀状，大便正黑，皮肤爪之不仁，其脉浮弱，虽黑微黄，故知之。”

“师曰：病黄疸发热、烦喘、喘满，口燥者，以病发时火劫其汗，两热所得，然黄家所得从湿得之，一身尽发热而黄，肚热，热在里，当下之。”

“脉沉，渴欲饮水，小便不利者，皆发黄。”

“腹满，舌（当作身）萎黄，躁不得睡，属黄家。”

“谷疸之为病，寒热不食，食即头眩，心胸不安，久久发黄为谷疸，茵陈蒿汤主之。”

“黄家日晡所发热，而反恶寒，此为女劳得之，膀胱急，少腹满，身尽黄，额上热，足下热，因作黑疸，其腹胀如水状，大便必黑时溏，此女劳之病，非水也，腹满者难治，硝石矾石散主之。”

“酒黄疸心中懊侬或热痛，栀子大黄汤主之。”

“诸病黄家，但利其小便，假令脉浮，当以汗解之，宜桂枝加黄芪汤主之。”

“黄疸病，茵陈五苓散主之。”

“黄疸腹满，小便不利而赤，自汗出，此为表和里实，当下之，宜大柴胡汤。”

“诸黄腹痛而呕者，宜柴胡汤。”

“诸黄、猪膏发煎主之”。

【虚寒】“阳明病脉迟者，食难用饱，饱则发烦头眩，小便必难，此欲作谷疸，虽下之，腹满如故，所以然者，脉迟故也。”

“黄疸病小便色不变，欲自利，腹满而喘，不可除热，热除者必哕，小半夏汤主之。”

“男子黄，小便自利，当予虚劳小建中汤。”

正因为黄疸病以湿热为多，故《内经》曾有“湿热相交民病瘅”的条文，后来朱丹溪也有“如盦相似，湿热久罨，其黄乃成”的说法。那么，本篇的主方只有茵陈蒿汤，其他都是随症施治。但在这里可以得出仲景的治疗规律。

当清症——心中懊侬，日晡所发热，心胸不安，躁不得眠，渴欲饮水，心中如啖蒜齑状。

当汗症——脉浮。

当吐症——心中热欲吐者，腹满欲吐，脉浮。

当下症——热痛，寒热不食，发热烦喘，胸满，口燥，脉沉弦。

当利尿症——膀胱急，少腹满，小便不利而赤。

当温症——脉迟，食难用饱，小便难。

当补症——虚劳。

尤在泾说："黄疸之病，湿热所郁也，故在表者汗而发之，在里者攻而去之，此大法也。乃亦有不湿而燥者，则变清利为润导，如猪膏发煎之治也。不热而寒，不实而虚者，则变攻为补，变寒为温，如小建中之法也。如有兼证错杂者，则先治兼症而后治本症，如小半夏及小柴胡之治也。仲景论黄疸一症，而于正变虚实之法，详尽如此。"这小结说明《金匮》对黄疸的正治和变法，非常恰当。所以我们不能执一个方来决定大局，仲景的用药也并不是单纯的，如茵陈蒿汤就结合了清、下、利、尿三个方法，栀子大黄汤就是吐法栀子豉汤和下法小承气汤一部分的合剂。故需要分析，也要综合，才能得出正确的治疗。

二十六、惊　悸　症

《金匮》上指出惊悸的定义："寸口脉动而弱，动即为惊，弱即为悸"。惊和悸同样是心跳症，为什么一定要分开来说，我认为这一点是值得注意的。凡暂时受外来刺激而心跳的叫做惊；因内脏衰弱，常期恐吓心跳，或微有声响即心跳不宁的叫做悸。故惊可镇静，悸则必须滋补，这是中医辨症细致的一斑。一般所用枣仁汤（枣仁、人参、黄芪、当归、茯苓、陈皮、甘草、远志、莲子、姜、枣）、加味安神丸（地黄、芍药、川芎、当归、陈皮、贝母、黄连、甘草、茯神、麦冬、远志、枣仁、朱砂）和琥珀养心丸（琥珀、龙齿、远志、菖蒲、茯神、人参、枣仁、生地、当归、黄连、柏子仁、朱砂、牛黄）等，都是为了虚症而设。《金匮》对惊悸只提出“心下悸者，半夏麻黄丸主之”，系指水饮所引起的心悸。又“火邪者，桂枝去芍加蜀漆龙骨牡蛎救逆汤主之”，当是温针等误治的坏症，与“动则为惊，弱则为悸”，不相联系。

二十七、吐　血　症

吐血病在《金匮》所记载的仅有如下数条：

“病人面无血色，无寒热，烦咳者必吐血。”

“夫酒客咳者，必致吐血，此因极饮过度所致也。”

“寸口脉弦而大，弦则为减，大则为芤，减则为寒，芤则为虚，寒虚相击，此名曰革，妇人则半产漏下，男子则亡血”。

“吐血不止者，柏叶汤主之。”

“心气不足，吐血衄血，泻心汤主之。”

“夫吐血咳逆上气，其脉数而有热，不得卧者死。”

吐血是一个重要症，上面的叙述显然不够全面。但在这数条中包括了热症、虚症和死症，从一般来说，吐血的原因也以热症和虚症为最多，所列症状和治法，无论如何是不够详细的。我认为治疗血症，可以参考葛可久的《十药神书》和唐容川的《血证论》。并必须分别三因：外因多为风火暑燥的激动，治宜甘凉清肃，或轻清滋养；内因多为肝肾心脾的损伤，治宜壮水潜阳或导火归元，或苦辛顺气，或大补气血；不内外因多为坠下跌伤，努力并气和烟酒所造成，治宜祛瘀和络，或予通补。此外，缪仲淳的吐血三诀：“宜行血不宜止血，宜补肝不宜伐肝，宜降气不宜降火，使血液循行经络，自然不向外溢”。

这可能对一般治血症多用大剂凉血止血，不辨原因，造成不良后果而言，故在血症初起用此，可以避免许多流弊。

二十八、鼻　衄　症

鼻衄多为热症、轻症，暂时发作，虽有出血不止，发现虚脱现象者，毕竟少数。《金匮》上说：“尺脉浮，目睛晕黄，衄未止，晕黄去目睛慧了，知衄今止”，目黄当指内热而言。又说：“从春至夏衄者太阳，从秋至冬衄者阳明”，也不外指阳气鼓动，迫血妄行。可惜仲景没有留下方剂，其实后世也极少治衄专方。一般多在清热方内加入茅花、柏叶、藕节等，较重的再入生地、阿胶，最严重的用犀角地黄汤（犀角、地黄、芍药、丹皮）。

《伤寒论》曾经说：“太阳病脉浮紧，发热身无汗，自衄者愈”。又说：“太阳病脉浮紧无汗，发热身疼痛，八九日不解，表症仍在，此当发其汗，服药已微除，其人发烦目瞑，剧者必衄，衄乃解，所以然者，阳气重故也”。在表症上因衄血而病愈，相等于汗出热退，故后人称作“红汗”。凡既经衄血不可再予发汗，故《金匮》上指出：“衄家不可汗，汗出必额上陷，脉紧急，直视不能眴，不得眠”。推而广之，一切血症都应忌汗，以免动阴耗阳，所以仲景又说：“亡血家不可发其表，汗出则寒栗而振”。

《金匮》于本篇内又有瘀血症两条：“病人胸满、唇痿、舌青、口燥，但欲漱水不欲咽，无寒热，脉微大来迟，腹不满其人言我满，为有瘀血”。“病者如热状，烦满口干燥而渴，其脉反无热，此为阴伏，是瘀血也，当下之”。据我不成熟的意见，认为可能是指血症的后遗症。《千金方》所谓“鼻衄吐血不尽，内余瘀血”。一般治疗血症，往往寒凉止涩，血虽止而离经之血内停，便为瘀血。这种瘀血，有停留上焦的，也有停留下焦的，故有胸满和腹满之异。依据仲景治法，当以桃仁承气汤（桃仁、大黄、芒硝、桂枝、甘草）为主。但不用攻下，改用复元活血汤（当归、桃仁、红花、柴胡、当归、花粉、山甲、大黄、甘草）或香壳散（香附、枳壳、青皮、陈皮、乌药、赤芍、蓬莪术、当归、红花、甘草）加减亦可以。

二十九、便　血　病

大便下血，《金匮》分远近论治："下血，先便后血，此远血也，黄土汤主之；下血，先血后便，此近血也，赤小豆当归散主之"。远近是指出血部位，远当指胃和小肠，近当指大肠和直肠部分。为了远故血在粪后，为了近故血在粪前。同时可以想到远血的血色当为紫黑，近血的血色当为鲜红，但实际并不一定。且从方剂的功效研究，黄土汤是温补止血，赤小豆当归散是和营清热，应用时也不能固执先后。我认为远血近血是辨症的大法，必须具体的再分虚实寒热：从血色来辨，稀淡为虚寒，鲜稠为实热；从兼症来辨，虚寒多面色萎黄，脉弱气怯；实热多便闭困难，脉滑口渴。故用黄土汤时如果有中气下陷或下元虚惫现象，可与补中益气汤（黄芪、人参、白术、甘草、陈皮、当归、升麻、柴胡、姜、枣）或十全大补汤（当归、生地、芍药、川芎、人参、白术、黄芪、肉桂、茯苓、甘草）结合，用赤小豆当归散时，如果火重或挟风邪，也可和约营煎（生地、赤芍、黄芩、地榆、续断、甘草、槐花、荆芥、乌梅）及槐花饮（生地、当归、侧柏叶、荆芥、槐花、川芎、枳壳、甘草）等同用。

三十、呕吐哕病

一般以有声有物叫做呕，有物无声叫做吐，有声无物叫做哕，故哕也叫干呕。但《金匮》上并不以此区别，主要是辨证求因，作为治疗的准则。例如："先呕却渴者此为欲解，先渴却呕者为水停心下，此属饮家。呕家本渴，今反不渴者，以心下有支饮故也，此属支饮"；又"问曰：病人脉数，数为热，当消谷引饮，而反吐者何也？师曰：以发其汗，令阳微膈气虚，脉乃数，数为客热，不能消谷，胃中虚冷故也。脉弦者虚也，胃气无余，朝食暮吐，变为胃反，寒在于上，医反下之，今脉反弦，故名曰虚"；又"趺阳脉浮而涩，浮则为虚，涩则伤脾，脾伤则不磨，朝食暮吐，暮食朝吐，宿谷不化，名曰胃反。脉紧而涩，其病难治"等，都从症状寻求原因的方法，当然切脉也是重要一环。还可在用药法则里，看出症因复杂，治疗也非常复杂，兹分如下：

【胃寒】"呕而胸满者，茱萸汤主之。"

"干呕吐涎沫，头痛者，茱萸汤主之。"

"干呕吐逆，吐涎沫，半夏干姜散主之。"

【胃热】"食已即吐者，大黄甘草汤主之。"

【胃虚】"胃反呕吐者，大半夏汤主之。"

【肠热】"干呕而利者，黄芩加半夏生姜汤主之。"

【湿热】"呕而肠鸣，心下痞者，半夏泻心汤主之。"

【气滞】"干呕兼哕，若手足厥者，橘皮汤主之。"

【水饮】"诸呕吐谷不得下者，小半夏汤主之。"

"呕吐而病在膈上，后思水者急予之，思水者猪苓汤主之。"

"胃反吐而渴欲饮水者，茯苓泽泻汤主之。"

"病人胸中似喘不喘，似呕不呕，似哕不哕，彻胸中愦愦然无奈（烦闷难言的意思）者，生姜半夏汤主之。"

【阳虚】"呕而脉弱，小便复利，身有微热，见厥者难治，四逆汤主之。"

【虚热】"哕逆者，橘皮竹茹汤主之。"

【太阳症】“吐后渴欲饮水而贪饮者，文蛤散主之，兼主微风，脉紧头痛。”

【少阳症】“呕而发热者，小柴胡汤主之。”

倘然把上面分类再加归纳，可以认识：一类是胃的本病，受着寒和热的刺激或机能衰弱而上逆，必须止呕；一类是因其他疾患所引起，或仅仅是一般的兼症，只要予以照顾或仅治主病，呕吐自止。

呕吐固然是一种病，但治法里也有吐法。可见有些病是靠自然的祛邪机能得呕自愈，或者得吐可以轻减，显著的如伤食和停饮等，往往自吐后即感舒畅，这种只须在吐后和其胃气，不必再予止呕剂。有些呕吐其势正在上逆，不可攻下直折，致生它变。除非因下焦病引起的，可以斟酌变通。还有胃脘痈破溃呕吐，须待脓物排尽，非但不可止呕，并要助其消痈排脓。故《金匮》又有“病人欲吐者，不可下之”；“哕而腹满，视其前后，知何部不利，利之即愈；”和“呕家有痈脓不可治，呕脓尽自愈”等说法。仲景临床经验的丰富，于此可见。

三十一、下　利　病

《金匮》下利病包括泄泻和痢疾，再分出虚实两项，掌握了“虚则补之，实则泻之”的原则进行治疗。先言泄泻：

【虚寒症】“下利腹胀满，身体疼痛，先温其里，乃攻其表，温里宜四逆汤，攻表宜桂枝汤。”

“下利清谷，里寒外热，汗出而厥者，通脉四逆汤主之。”

“下利气者，当利其小便。”

“气利，诃黎勒散主之。”

【实热症】“下利三部脉皆平，按之心下坚者，急下之，宜大承气汤。”

“下利脉迟而滑者实也，利未欲止，急下之，宜大承气汤。”

“下利脉反滑者，当有所去，下乃愈，宜大承气汤。”

“下利已差，至其年月日时复发者，以病不尽故也，当下之，宜大承气汤。”

“下利谵语者，有燥矢也，小承气汤主之。”

这里有两点疑问：①气利是否虚症？我认为下利气者是指欲利无物，但泄气体，或挟粪汁少许，此症多见于久利，故用诃黎勒止涩。尤在泾释为“气随利失”，《医宗金鉴》以为气陷大肠之类，都不透彻。有人解作赤痢下泡沫，与治法更不符合了。②下利至年月日时复发者，是否指一般下利？我认为当指痢疾为妥，痢疾常有病邪潜伏至隔年复发，仍以“通因通用”治之。唐容川以为湿热未尽，至来年长夏内外合邪而复作，比较接近，兹一并提供讨论。至于下利的原因和治法甚多，仲景在这里仅举出了温中和攻下，实不全面，当与“伤寒论”中有关下利症结合，特别是利小便法，明明是消化系疾患，却从泌尿系来治疗，我认为最为突出。虽然在今天我们可以理解帮助肾脏把陈宿的水分排去以后，会向胃肠里吸收新的水分，因而大便得到改善，但目前只有中医会用此法。仲景于下利还特别指出发热一症，也附带提出了相反的恶寒症。如“下利脉沉弦者为下重，脉大者为未止，脉微弱数者为欲自止，虽发热不死；下利有微热而渴，脉弱者令自愈；下利脉数，有微热汗出，令自愈，设脉紧为未解；下利脉反弦，发热身汗者自愈；下利手足厥冷无脉者，灸之不温，若脉不还，反微喘者死；下利后脉绝手足厥冷，晬时脉还手足温者生，脉不还者死”。核其主要用意，在于辨别虚实和外感内伤。下利为胃肠病，最易影响脾肾。凡实症外感症多轻，虚症内伤症多重。故恶寒而手足厥冷，或厥冷而兼戴阳，都为阳虚、阳越现象，认作难治。阳虚之症大忌疏表，疏表则阳更虚而不能运化，故指出“下利清谷，不可攻其表，汗出必胀满”。相反的热郁虚烦，非阳虚之症，可以用吐法。吐法兼有发汗作用，所谓“下利后更烦，按之心下濡者为虚烦也，栀子豉汤主之”。

次言痢疾，也分虚实两类：

【实热症】“下利脉数而渴者，令自愈，设不差，必圊脓血，以有热故也。”

“下利寸脉反浮数，尺脉自涩者，必圊脓血。”

“热利下重者，白头翁汤主之。”

“下利肺（疑腹字之误）痛，紫参汤主之。”

【虚寒症】“下利便脓血者，桃花汤主之。”

这里所指实热痢似以血痢为主，但白头翁汤治痢不限于血痢。我在上海市立十一人民医院时，试用于细菌痢和阿米巴痢疗效都极高。其次桃花汤虽有温涩作用，李东垣尝仿其意作诃子散（诃子、御米壳、干姜、橘红），但遇严重症可参考罗谦甫真人养脏汤（人参、白术、当归、白芍、罂粟壳、诃子、肉豆蔻、肉桂、木香、甘草），力量较大，寒甚的还可加附子。

三十二、四　肢　病

四肢运动障碍，《金匮》只有三条：一为“病人常以手臂肿动，此人身体瞤瞤者，藜芦甘草汤主之。”历来注家从药审症，都认为风痰凝聚胸膈，故用催吐方剂。我以为风痰内积，影响经络，可以有以上症状，并且兼见微痛微麻，近来多归于疯科范围。采用针灸疗法外，内服导痰汤（胆星、枳实、半夏、陈皮、甘草、茯苓、姜、枣）或指迷茯苓丸（半夏、茯苓、枳壳、风化硝、姜汁），化痰理湿，用意相近。一为“趺蹶，其人但能前不能却（后退），刺腨入二寸，此伤太阳经也”。这一条注家有很多意见，且有把“趺”字改作“跌”字，解释为跌仆损伤，首先指出这种说法是不妥当的。趺即足跗，蹶为僵硬，趺蹶是足背不活动，非但能前不能退，连前进也趑趄难行。其次，有人把刺入腨内伤了太阳经，误为此病由刺伤所引起，也有商讨必要。从病症和经文语气来看，其病在太阳经，运用不灵活。既在太阳经络，当以针刺为简捷。腨部穴位除承筋禁针外，其他合阳、承山、飞扬等穴本能治转筋腨痛，但一般刺入八分至寸许，这里所说二寸，有待专家考证了。另一为“转筋之为病，其人臂脚直，脉上下行（形容劲急而不柔和），微弦，转筋入腹者，鸡屎白散主之”。转筋是一种痉挛症状，多见于霍乱，俗呼吊脚痧，即因转筋而来。主要是下肢经脉失其营养或寒冷乘袭，其筋有如绳索之绞紧而短缩，故《内经》谓“血气皆少，则为转筋”。《诸病源候论》上说：“随冷所入之筋则转，转者由邪冷之气系动其筋而移转也”。此症极少单独出现，一般治法都在应用方内加木瓜、吴萸等舒筋祛寒，也有用白酒外擦，或炒盐使热包裹温熨。我于此症用鸡屎白散缺乏临床经验，如果从《内经》用鸡矢醴治鼓胀来说，那么目的在于通利，可能还有内脏病症，仲景略而未言。

三十三、疝　气　病

“阴狐疝气者，偏有大小，时时上下，蜘蛛散主之。”仲景论疝气只此一条。按阴狐是形容睾丸的或上或下，卧时可推揉使升，行动则又下坠，如象狐狸的昼出夜伏。《内经》论狐疝多属于厥阴经。蜘蛛散的作用在于温散通利，意义符合，故我同意陈修园把桂枝改为肉桂直达下焦。至于蜘蛛治疝，没有用过，不敢人云亦云。兹介绍聚香饮（丁香、乳香、沉香、檀香、木香、藿香、肉桂、姜黄、乌药、桔梗、甘草、玄胡、姜、枣）作为参考。

三十四、蛔　虫　病

《金匮》治蛔虫，首先指出："问曰：腹痛有虫，其脉何以别之？师曰：腹中痛其脉当沉，若弦及洪大者，故有蛔虫"。这是一种鉴别诊断，意思是蛔虫多腹痛，一般腹痛由于受寒，寒脉当沉，若现弦或洪大，即当留意虫病。但这也不能那么简单，应该观察腹痛是否阵发性的？剧烈程度如何？痛时面色有无改变？有没有恶心呕吐？此外如舌苔剥蚀、鼻内作痒等特征，以及大便、食欲、性情均须顾及。

治疗蛔虫以杀虫为主。甘草粉蜜汤是一个最早的杀虫药方。方内的粉当是铅粉，《本草纲目》记载铅粉能杀三虫，可以引证。其次是用多种性味来制止虫的活动，使其萎靡至死，如乌梅丸是。据《医方集解》解释："蛔得酸则伏，故以乌梅之酸收之，蛔得苦则安（不活动的意思），故以连、柏之苦安之，蛔得寒则动，故以桂、附、姜、椒温其中脏。我以为甘草粉蜜汤用铅粉杀虫为主药，以甘、蜜为诱饵，蜜还有通便作用，促使虫体排出体外，用意周到，也是极其科学的。记得余云岫曾把《伤寒论》里的甘草看作无用之物，他根本没知道仲景用炙甘草汤治心悸，是以甘草补虚；甘桔汤治咽痛，是以甘草解毒；甘草干姜汤治肺痿，是以甘草和中。像这里甘草粉蜜汤的杀虫，是以甘草为引诱，同样把甘草用作君药，却起不同的特殊作用。所以不懂中医，批评中医，是盲目的。

三十五、外 科 疾 病

"诸浮数脉，应当发热而反洒淅恶寒，若有痛处，当发其痈"。又"诸痈肿欲知有脓无脓，以手掩肿上，热者为有脓，不热者为无脓。”这是《金匮》辨外疡生成和化脓与否的提纲，不免太简略。在症治方面只提出肠痈和浸淫疮两种。肠痈是内痈之一，浸淫疮是皮肤病之一，与上述辨症也无关系。我们从《内经》里看到痈、疽、痤、痱、大疔等名词，还有更具体的猛疽，脑烁、赤施、兔啮、四淫等名称，在治法上也有内服药、针砭法和截除手术等，可以想见到仲景时当有更大进步。然而《金匮》里极不详尽，必有残缺。

仲景论肠痈症：“肠痈之为病，其身甲错，腹皮急，按之濡如肿状，腹无积聚，身无热，脉数，此为肠内有痈脓，薏苡附子败酱散主之”。又说：“肠痈者，少腹肿痞，按之即痛，如淋小便自调，时时发热，自汗出，复恶寒，其脉迟紧者，脓未成，可下之，当有血，脉洪数者，脓已成，不可下也，大黄牡丹皮汤主之”。按肠痈即现在所说的阑尾炎，薏苡附子败酱散和大黄牡丹皮汤用法实有差别，是否前者指慢性后者指急性，殊难确定。10年前我曾用大黄牡丹皮汤加败酱、银花治初期肠痈，确有效果。但肠痈变化极速，化脓后且有转变为腹膜炎的危险，故仲景也有不可下的训诫。在目前人民政府领导下，医院制度大大改善，本人主张非有确实把握时，还是速施手术为是。速施手术为了根本解决，并不等于中医没有办法，也不是说不必再加研究。

浸淫疮的意义是浸润淫溢不已，即俗称湿疮。初起肌肤有颗粒作痒，搔破后脂水蔓延，逐渐扩大，《千金方》所谓“搔痒者初如疥，搔之转生汁相连着是也”。此症小儿患者最多，生于头面，日夜啼哭，用油膏不相宜，用黄连粉扑之有好处，但不解决问题。我根据黄连粉清化法佐以凉血之品，用鲜生地、鲜首乌、丹皮、赤芍、苦参、白鲜皮、绿豆衣、生甘草煎服，极有效验。

三十六、伤科疾病

“问曰：寸口脉微浮而涩，法当亡血若汗出，设不汗出云何？答曰：若身有疮，被刀斧所伤，亡血故也”。又：“病金疮，王不留行散主之”。此二条系不内外因之外伤症，金疮即金创，亦即刀斧所伤，王不留行散的作用在于和血镇痛。魏荔彤说：“王不留行为君，专走血分，止血定痛，而且除风散痹，于血分最宜也。佐以蒴藋叶与王不留行性共甘平，入血分清火毒祛恶气，倍用甘草以益胃解毒，芍药、黄芩助清血热，川椒、干姜助行血瘀，厚朴行中带破，惟恐血乃凝滞之物，故不惮周详也。桑根白皮性寒，同王不留行、蒴藋烧灰存性者，灰能入血分止血也，为金疮血流不止者设也。小疮则合诸药为粉以敷之，大疮则服之，治内以安外也。”日本丹波元简亦说：“王不留行本经云治金疮，止血逐痛，蒴藋本草不载治金疮，而接骨木一名木蒴藋，唐本草谓治折伤续筋骨，盖其功亦同，桑根白皮本经云治绝脉，别录谓可以缝金疮，知是三物为金疮之要药。”

三十七、妇科疾病（上）

《金匮》妇科疾病分为两类，一为胎产，一为经带杂病。考《隋书经籍志》有张仲景方十五卷，疗妇人方二卷，这里所录的可能就是疗妇人方。文字上有不可解且方与症有不符合处，疑是残缺和传抄错误，兹选择分述之。

仲景于胎前杂病，首先指出怎样诊断受孕：“妇人得平脉，阴脉小弱，其人渴，不能食，无寒热，名曰妊娠”。其次，怎样来辨别怀孕和病症的疑似：“妇人宿有症病，经断未及三月而得漏下不止，胎动在脐上者为症痼害。妊娠六月动者，前三月经水利时胎也，下血者后断三月衃也，所以血不止者，其症不去故也。当下其症，桂枝茯苓圆主之”。再次，如何来安胎："妇人妊娠，宜常服当归散；妊娠养胎，白术散主之”。按诊断妊娠必须脉症结合，《内经》谓“身有病而无邪脉”，最为简要。安胎之法中医向来重视，唐朝孙思邈还订出逐月养胎方，其实身体健康者可以不借药力调摄。体会仲景二方，当归散以和血清热为主，白术散的作用在于温中去寒。如果不是血虚生热或挟寒兼湿的孕妇，不仅无服用必要，并且极不相宜。那么，仲景所说养胎，目的还在却病。故朱丹溪尝把白术、黄芩称为安胎要药。在《丹溪心法》附余里却又说“当归散为养血清热之剂，瘦人血少有热，胎动不安，素曾半产者宜之”。

怀孕常见症为恶阻和腹痛，仲景指出："妊娠呕吐不止，干姜人参半夏丸主之”。这里的呕吐，不等于一般恶阻，当是胃寒有饮，故以温中为主。又指出："妊娠腹中痛，是为胞阻，胶艾汤主之；妇人怀妊，腹中㽲痛，当归芍药散主之”。据《脉经》胞阻作胞漏，指妊娠漏红，胶艾汤即习用的胶艾四物汤，意在温养。当归芍药散的组织相近于时方逍遥散，以调肝和脾为主。前者宜于止血，后者宜于肝气不调，临床上必须辨证使用。

关于胎前大小便方面，指出了“妊娠有水气，身重，小便不利，洒淅恶寒，起即头眩，葵子茯苓散主之”。又“妊娠小便难，饮食如故，当归贝母苦参丸主之”。我认为有水气而小便不利，用葵子、茯苓利水，小便利则水自除，主症不在小便不利，葵子有碍妊娠，不宜过量。小便难而饮食照常的用当归、贝母和苦参来治，很难理解，古今注家多望文生训，理论脱离实际。近得金华沈介业中医师来信，指正这条小便难当作大便难，经他祖父 50 年的经验和他自己试用，效验非凡。信里说："孕妇患习惯性便闭，有时因便闭而呈轻微燥咳，用当归四份，贝母、苦参各三份，研粉白蜜为丸，服后大便润下，且能保持一天一次的正常性，其燥咳亦止。过去吾家对孕妇便难之不任攻下者，视此为秘方”云云。用当归贝母苦参丸治大便，非但符合理论，且下文“饮食如故”也有着落。多时疑团，一朝打破，使我感佩。可以明确，我们要整理和发扬祖国医学遗产，必须加强团结，发挥群众智慧，搜集多方面的经验，这是最鲜明的一个事例。

关于产后，首先指出一般的新产病症：“问曰：新产妇人有三病，一者病痉，二者病郁冒，三者大便难，何谓也？师曰：新产血虚多汗出，喜中风，故令病痉；亡血复汗，寒多，故令郁冒；亡津液、胃燥，故令大便难”。接着说明郁冒和大便难的诊治：“产妇郁冒，其脉微弱，呕不能食，大便反坚，但头汗出，所以然者，血虚而厥，厥而必冒，冒家欲解，必大汗出，以血虚下厥，孤阳上出，故头汗出，所以产妇喜汗出者，亡阴血虚、阳气独盛，故当汗出，阴阳乃复，大便坚，呕不能食，小柴胡汤主之。病解能食，七八日发热者，此为胃实，大承气汤主之”。再从善于中风的原因补充产后中风的诊治：“产后中风，发热而正赤，喘而头痛，竹叶汤主之”。又“产后风续续数十日不解，头微痛，恶寒时时有热，心下闷，干呕汗出，虽久，阳旦证续在者，可与阳旦汤”。

其次，特别重视腹痛症。有属于血虚寒结的，如“产后腹中疞痛，当归生姜羊肉汤主之，并治腹中寒疝，虚劳不足”。有属于气结血凝的，如“产后腹痛，烦满不得卧，枳实芍药散主之”。又有属于瘀血内阻的，如“产妇腹痛，法当与枳实芍药散。假令不愈者，此为腹中有干血着脐下，宜下瘀血汤主之，亦主经水不利”。如果瘀血内阻与大便燥实同时互见的，通便之后，往往恶露亦行。故又说：“产后七八日，无太阳症，少腹坚痛，此恶露不尽，不大便烦躁发热，切脉微实，再倍发热，日晡时烦躁者，不食，食则谵语，至夜即愈，宜大承气汤主之”。

其他如："产后下利，虚极，白头翁加甘草阿胶汤主之"。说明产后下痢治法与一般相同。不同者，在于照顾体虚。又如："妇人乳中虚，烦乱呕逆，安中益气，竹皮大丸主之"。乳中即哺乳期内，这说明哺乳期内烦热同样可用凉剂。但须顾及中气，故以枣肉为丸。

三十八、妇科疾病（下）

妇科杂病，首重月经，仲景对于经闭症曾提出"带下经水不利，少腹满痛，经一月再见者，土瓜根散主之"和"妇人经水不利下，抵当汤主之"等通经法。又于经漏症提出"妇人陷经，漏下黑不解，胶姜汤主之"的温经法。尤其注意热入血室一症，反复指出：

（一）"妇人中风，七八日续来寒热，发作有时，经水适断，此为热入血室，其血必结，故使如疟状，发作有时，小柴胡汤主之。"

（二）"妇人伤寒发热，经水适来，昼日明了，夜则谵语如见鬼状者，此为热入血室，治之毋犯胃气及上二焦，必自愈。"

（三）"妇人中风，发热恶寒，经水适来，得之七八日，热除脉迟身凉和，胸胁满如结胸状，谵语者，此为热入血室也，当刺期门，随其实而取之。"

（四）"阳明病下血谵语者，此为热入血室，但头汗出，当刺期门，随其实而泻之，濈然汗出则愈。"

热入血室是指月经适来或月经刚净，感染热病；或热病期中月经来潮，邪热乘虚袭入子宫，使血瘀凝。故治法不论用针用药，都以泄热为主。但已经热入血室而仍用小柴胡汤，不免偏于片面。过去我治此症，在小柴胡汤内或加丹参、赤芍、或加泽兰、焦山栀，热甚的再酌加生地，效果良好，提供参考。

《金匮》带下病的记载，一用内服法；"问曰：妇人年五十所，病下利（应作血）数十日不止，暮即发热，少腹里急，腹满，手掌烦热，唇口干燥何也？师曰：此病属带下。何以故？曾经半产，瘀血在少腹不去。何以知之？其症唇口干燥，故知之，当以温经汤主之”。一用外治法：“妇人经水闭不利，脏坚癖不止，中有干血，下白物，矾石丸主之”。我于矾石丸无临床经验。温经汤的意义，注家拘于经文和方名，不曾说透。我的初步意见，很象现在所说的子宫癌症，故症情复杂，而温经汤总的效用在于生新祛瘀，并不限于带下，且待研究。至于有人把带下解释为“带脉下病”，也有解释为“腰带以下之病”，都是依据丹波元简“古所称带下，乃腰带以下经血诸疾之谓也”一语。不知丹波所说的是带下医，本条所说的是带下病，不能混为一谈。

妇科病以经带胎产为主要，已如上述。《金匮》还记载了不少杂病，简释如下：

（一）“妇人咽中如有炙脔（形容喉头梗阻吞吐不得），半夏厚朴汤主之。”——后来称作梅核气。由于忧郁气结，喉间不利则黏痰增多，故用辛以散结，苦以降逆。习用的《三因方》四七汤（半夏、厚朴、茯苓、紫苏、姜、枣）开郁化痰，和本方实同。所以称四七的理由，因为这四药能治七情之气。

（二）“妇人脏躁，喜悲伤欲哭，像如神灵所作，数欠伸，甘麦大枣汤主之。”——此即现代所说的癔病。过去诊断为子脏血虚，影响心肝两经。患者感觉灵敏，情绪易于波动，往往想入非非，无法劝解，故方取平淡，专予缓急养心。我意有些严重的情志病，因多忧多虑而引起之症状，也宜体会此意，用药应考虑避免刺激。

（三）“妇人六十二种风，腹中血气刺痛，红蓝花酒主之。”——六十二种风无从考症。风症用血药，一般认为“治风先治血，血行风自灭”。但养血息风，多指虚症，本方似以活血通经为主，不必拘泥风字。

（四）“妇人腹中痛，小建中汤主之。”——这是补虚缓中的方法，宜于脾经虚寒腹痛。

（五）“妇人少腹满如敦（音对、古代置黍稷的器具，形圆中部突出）状，小便微难而不渴，生后（即产后）者，此为水与血俱结在血室也，大黄甘遂汤主之。”——水血互结，本为实症，由于产后体虚，故在攻逐方内佐用阿胶。

（六）“问曰：妇人病饮食如故，烦热不得卧而反倚息者，何也？师曰：此名转胞，不得溺也，以胞系了戾（缠绕绞纽的意思），故致此病，但小便利得愈，肾气丸主之。”——转胞亦作胞转，胞指膀胱，胞系疑即括约肌。主症是小便不利，脐下急胀，故但利小便即愈。此症多由强忍小便得来，与一般因病而致溺闭不同，与阳不化气的小便难更不同，仲景用肾气丸似有疑问，这是一方面。另一方面，男女都可能患转胞症。这里指明妇人，那么只有孕妇胎压膀胱为多，一般用升举法或探吐法，也不是肾气丸能治。因此，我意由于忍尿而无其他原因的小便不利，可以施行导尿手术、比较简捷。

（七）“妇人阴寒，温中坐药，蛇床子散主之。”——和上面的矾石丸同为外治法。后人以蛇床子、吴茱萸为末，加麝香蜜丸，绵裹纳阴中，据说效力较胜。

（八）“少阴脉滑而数者，阴中即生疮，阴中蚀疮烂者，狼牙汤洗之。”——狼牙清热散邪，有杀虫作用，并可内服龙胆泻肝汤（龙胆草、生地、山栀、黄芩、柴胡、当归、车前、泽泻、木通、甘草）作为辅助。

总的来说，任何一病都有多种原因，仲景对以上诸症各用一个方剂为治，显然不够全面。然而这些方剂用之得当还是有特殊效果，在于临床上善于选择而已。

最后补充，《金匮》有妇人三十六病之说，一则曰“妇人三十六病不在其中”，再则曰“三十六病千变万端”，究竟是指哪几种病没有说明。考《诸病源候论》：“张仲景三十六病，皆由子脏冷热劳损而挟带下，起于阴内”，那么毫无疑义都是女子生殖系疾患。中医研究院徐季含老中医师曾经和我商榷，认为妇人三十六病即在《金匮》妇人病3篇之内。他指出：妊娠

表5 《金匮》妇人三十六病

	病	方
1	妊娠口渴，不能食	桂枝汤
2	癥病漏下	桂枝茯苓丸
3	胎胀腹痛	附子汤
4	胞阻下血	胶艾汤
5	妊娠腹疙痛	当归芍药散
6	妊娠呕吐不止	干姜人参半夏丸
7	妊娠小便难	当归贝母苦参丸
8	妊娠水气身肿	葵子茯苓散
9	妊娠使易产	当归散
10	养胎	白术散
（以上妊娠篇10病）		
11	新产郁冒、痉病、大便难	小柴胡汤、大承气汤
12	产后腹疙痛	当归生姜羊肉汤
13	产后腹痛烦渴	枳实芍药散
14	产后瘀血腹痛	下瘀血汤
15	产后恶露不尽、发热烦躁便闭	大承气汤
16	产后中风	阳旦汤
17	产后风面赤而喘	竹叶汤
18	乳中虚烦乱呕逆	竹皮大丸
19	产后下利	白头翁加甘草阿胶汤
（以上产后篇9病）		
20	咽中如炙脔	半夏厚朴汤
21	脏躁	甘麦大枣汤
22	吐涎沫、心下痞	小青龙汤、泻心汤
23	腹痛手掌烦热、带下	温经汤
24	带下、经水不利	土瓜根散
25	半产漏下	旋覆花汤
26	陷经漏下	胶姜汤
27	血室水血俱结	大黄甘遂汤
28	经水不利下	抵当汤
29	经闭、下白物	矾石丸
30	腹中血气刺痛	红蓝花酒
31	腹中诸疾痛	当归芍药散
32	腹痛	小建中汤
33	转胞	肾气丸
34	阴中寒	蛇床子散
35	阴中蚀疮烂	狼牙汤
36	阴吹	膏发煎
（以上杂病篇17病）		

篇 11 条，除去末 1 条见《玉函》为针治外，实为 10 条；产后篇 11 条，除去末 2 条为后人附方外，实为 9 条；杂病篇 23 条，除去前 4 条见《伤寒论》，末 1 条属小儿科和其中总论 1 条外，实为 17 条，3 篇恰为 36 条，都有症有方。并作出简表如下（表 5）：

徐老提出的当然是初步意见，他还说不敢随便发表，我以为在贯彻百家争鸣方针之下，只要有利于中医文献整理和研究，不是武断的片面的早下结论，我们应该欢迎提出讨论，故代为介绍。

附录 《金匮》方剂简释

为了便于检查，将《金匮》方剂的组成部分，依照首字笔划多寡排列，并加简释。关于炮制、用量、剂型和服用法等，只作概括性的介绍，不再全录。

仲景用药，包括《伤寒论》和《金匮》在内共 163 种。其中 111 种见于《神农本草经》，但其用法有和《本草经》相同的，也有和《本草经》有出入的。尤其经过仲景配伍成复方之后，效用更为广泛，不能以单味药作为标准。又一般熟悉《伤寒论》有 113 方，《金匮》有 265 方，然《金匮》中除去杂疗方，治中毒方和附方等 88 方外，见于各篇的实为 177 方。在这 177 方内如桂枝汤、麻黄汤、葛根汤、栀豉汤、泻心汤、乌梅丸、四逆汤、桃花汤、白头翁汤以及大小青龙汤、大小柴胡汤、大小承气汤等，都见于《伤寒论》。这样就很难把《伤寒论》和《金匮》的方剂划分，而且根据一般考证，《伤寒论》和《金匮》本为一书，更无划分的必要。所以我们研究，应该注意其如何配伍，如何审症加减。例如：小半夏汤用半夏、生姜化痰止呕；寒重的把生姜换干姜，成为半夏干姜散；要它辛散力量加强时，又把生姜捣汁，成为生姜半夏汤；如果理气止呕，则用橘皮汤，即小半夏汤的半夏改为橘皮，或再加枳实宽胸为橘皮枳实生姜汤。从这基础上随症增减，又有小半夏加茯苓汤、干姜人参半夏丸、以及半夏厚朴汤和橘皮竹茹汤等，其用药法都有线索可寻。

仲景对于方剂组织，大多根据《内经》七方的制度。显而易见的如：大承气汤和小承气汤有大小之分，小建中汤和大建中汤有缓急之分，小柴胡汤和大柴胡汤有奇偶之分，薯蓣丸和鳖甲煎丸等当属重方一类。虽然也用了不少单味药，如一味瓜蒂散、黄连粉、狼牙汤和皂荚丸等，毕竟以复方为主。并且有汤剂、丸剂、散剂等内服，也有扑粉、坐药、熏法和洗法等外治，可见当时已有多种多样的剂型了。

仲景在药物的炮制方面也非常讲究。如麻黄去节，黄芪去芦，石韦去毛，杏仁去皮尖。又如半夏用洗，附子用炮，䗪虫用熬，鳖甲用炙。再如甘草生用或炒用，大黄酒洗或蒸用，还有生姜和生地有时捣取汁用等。这些炮制方法，现在还是采用。煎法和服法方面，仲景也都有详细说明。例如防己黄芪汤，先将诸药锉如麻豆大，每次取五钱匕，用水一盏半，煎成八分，去渣温服；又如百合地黄汤，先将百合洗净浸一夜，上有白沫，倾去其水，另用泉水二升煎取一升，去渣，加入生地黄汁一升，再煎成一升五合，分两次温服。诸如此类，非常细致。尤其对于服后处理，或避风，或食热稀粥，或坐被上，另用一被缠裹腰下取汗等，还有对于药后的反应，如尿如皂荚汁状，色正赤，大便常如漆等，都有明白交代。

研究方剂，首先要了解药的效用，并须注意用量，但亦不能忽略总的疗效。这总的疗效往往因一药的加减而大异，也往往因用量的不同而改变。象小承气汤、厚朴三物汤和厚朴大黄汤，同样用大黄、厚朴、枳实，因为用量出入，作用便异，名称也跟着变换了。《金匮》所用分量，系汉代度量衡制，与现在不同。据朱颜大夫考证：“汉一两约今市秤四钱八分强，汉一升约今二合左右”。又称“古方抄散药常用方寸匕，一方寸匕的金石药约重市秤六分，草木药约重三分，又有用五铢钱抄药，叫做一钱匕，分量比一方寸匕稍小，约合一方寸匕十分之六七。至于丸药常用梧桐子大来比喻，约重市秤一分，较大的又以弹丸或鸡子黄的大小比喻，弹丸和鸡子黄大小差不多，约重市秤三钱强”。必须补充，汉代衡法，百黍为铢，六铢为一分，四分为一两，十六两为一斤，又量法以一千二百黍为龠，十龠为合，十合为升，十升为斗，十斗为斛。这样，一龠即十二铢，即二分，亦即半两，可以把容量合为重量。例如大承气汤的芒硝三合，现在处方都用分量，依照上面所说的来计算，则芒硝三合约今 0.6 合，一合为古之五两约今二两四钱，以二两四钱乘 0.6 合，实为一两四钱四分。和方内大黄四两合今一两九钱二分，厚朴半斤合今三两八钱四分，尚觉相称。朱颜大夫又说：“古方汤剂一般多分三次服用，可见一次服用量只有原方全量的三分之一，所以在实际应用时，古方一两约当现代市秤一钱六分强”。那么，再加折扣，和现在一般用量并无多大出入了。关于古今度量衡的计算法，目前还有很多不同意见，难于作出决定。本人认为暂时以此为标准，以后再随时提出改正。

兹将《金匮》方剂汇录如下：

一　画

一物瓜蒂汤（瓜蒂）　瓜蒂涌吐胸膈水饮，仲景用治中暍，药症不符，疑是夏月饮冷水伤中，故以吐为快。

二　画

人参汤（人参、干姜、白术、甘草）　即理中汤炮姜换干姜。凡用生姜取其辛散，炮姜守而不走，干姜则温多散少。

十枣汤（芫花、甘遂、大戟、大枣） 泻水饮峻剂。不是症实体实的慎用。

三 画

小半夏汤（半夏、生姜） 和胃止呕法。凡胃有痰湿引起的呕吐均适用。

小半夏加茯苓汤（小半夏汤加茯苓） 兼有利水作用。

小承气汤（大黄、厚朴、枳实） 主治胃家实症。凡痞、满、燥、实、坚全备者用大承气汤，不全备者用此方。

小建中汤（桂枝、芍药、甘草、生姜，大枣、胶饴） 即桂枝汤倍芍药加饴糖。用甘温药来建立中气，符合“内经”上“劳者温之”的法则，故治虚劳，亦治虚性黄疸。

小青龙汤（麻黄、桂枝、芍药、细辛、干姜、五味子、半夏、甘草） 《伤寒论》治表邪挟水气的主方，故用于外寒引发的痰饮咳喘最为适合。

小青龙加石膏汤（小青龙汤加石膏） 温化水饮之中兼治烦躁，但毕竟饮重于热，和越婢加半夏汤的热重于饮者恰恰相对。

小柴胡汤（柴胡、黄芩、人参、半夏、甘草、生姜、大枣） 少阳病主方。《金匮》用治呕吐、郁冒和热入血室等，当有发热见症。

大半夏汤（半夏、人参、白蜜） 补中止呕法。和小半夏汤的区别，彼有实邪，故用辛散；此为胃虚，故用甘药和之。

大承气汤（大黄、厚朴、枳实、芒硝） 胃家实症主方，《金匮》亦用于宿食和下利之属于食滞者。并用于痉病，乃泻实热来存津液，即釜底抽薪法，非真能镇痉。

大建中汤（蜀椒、干姜、人参） 温中散寒，和小建中汤有缓急之分。

大青龙汤（麻黄、桂枝、杏仁、甘草、生姜、大枣、石膏）　在麻黄汤的基础上加石膏，宜于表邪挟内热之症。

大柴胡汤（柴胡、黄芩、芍药、半夏、枳实、大黄、生姜、大枣）　少阳症兼胃家实症的双解法。

大黄甘草汤（大黄、甘草）　泻火止呕法，和大半夏汤有虚实寒热的不同。

大黄甘遂汤（大黄、甘遂、阿胶）　逐水去瘀为主，阿胶为产妇体虚而加入。或谓此方主症在小便难。如果小便自利，便是抵当汤症。

大黄牡丹皮汤（大黄、丹皮、桃仁、瓜子、芒硝）　有消炎去瘀作用。治肠痈初起，可酌加银花、连翘、赤芍、败酱等。

大黄硝石汤（大黄、黄柏、硝石、栀子）　治黄疸里实症。比较茵陈蒿汤之力为猛。

大黄䗪虫丸（大黄、䗪虫、黄芩、桃仁、杏仁、芍药、干地黄、甘草、干漆、虻虫、水蛭、蛴螬）　去瘀生新法。没有干血的慎用。

大乌头煎（乌头、蜜）　逐寒急救法，含有麻醉作用。仲景用此，注意体质强弱，并戒不可一日再服。

己椒苈黄丸（防己、椒目、葶苈、大黄）　驱逐肠间水气，使从大小便分消。

干姜人参半夏丸（干姜、人参、半夏）　适用于寒饮呕吐，不是为妊娠恶阻而设，当辨。

下瘀血汤（大黄、䗪虫、桃仁、酒）　逐瘀峻剂，不能用于一般经闭症。

土瓜根散（土瓜根、芍药、桂枝、䗪虫）　和下瘀血汤同为通经剂，此方用于偏寒者为宜。

四　画

升麻鳖甲汤（升麻、当归、雄黄、蜀椒、鳖甲、甘草）

有从血分透邪外泄作用。

天雄散（天雄、白术、桂枝、龙骨）　治阳虚不固的遗精，亦可用治阳痿。

木防己汤（木防己、石膏、桂枝、人参）　行水散结为主，因体虚有伏热，故用人参、石膏为佐。

木防己去石膏加茯苓芒硝汤（木防己、桂枝、人参、茯苓、芒硝）　兼有轻泻软坚作用。

五苓散（茯苓、猪苓、白术、泽泻、桂枝）《伤寒论》利尿剂，《金匮》用于水饮和消渴小便不利症，同样以利湿为目的。

文蛤散（文蛤）　《医宗金鉴》谓五倍子一名文蛤，能生津止渴，也有认为即海蛤壳，取其咸寒清热，待研究。

文蛤汤（文蛤、麻黄、石膏、杏仁、甘草、生姜、大枣）　以麻杏石甘汤为基础，当治上焦有热而引起的渴症。

王不留行散（王不留行、蒴藋叶、桑根白皮、甘草、川椒、黄芩、干姜、芍药、厚朴）　金疮外敷方，能和血定痛，重者可内服。

五　画

甘草干姜汤（甘草、干姜）　温养肺胃法。

甘草附子汤（甘草、附子、白术、桂枝）　祛风除湿，和营实卫，有敛散相互作用。

甘草粉蜜汤（甘草、铅粉、蜜）　杀虫剂，用甘草和白蜜为引诱，白蜜兼能通便。

甘草麻黄汤（甘草、麻黄）　仲景治皮水，表虚的用防己茯苓汤，表实有热的用越婢加术汤，表实无热的用此方，目的在于发汗除湿。

甘草泻心汤（甘草、黄芩、干姜、黄连、半夏、大枣）湿热恋胃，胃气虚弱的，用此辛苦甘缓合剂，效果良好，并不限于狐惑病。

甘麦大枣汤（甘草、小麦、大枣） 养胃润燥，没有刺激性，最适用于虚弱敏感的病人。

甘姜苓术汤（甘草、干姜、茯苓、白术） 仲景用治肾着症，又名肾着汤，实为温脾利湿法。

甘遂半夏汤（甘遂、半夏、芍药、甘草） 泻饮剂。

头风摩散（附子、盐） 头风外治法，近来很少使用，但民间常用盐炒热包熨胸腹寒痛，似存遗意。

半夏干姜散（半夏、干姜） 治胃寒吐涎沫，用药和小半夏汤相同，仅改生姜为干姜、因生姜辛散，干姜温中。又主症和吴茱萸汤相似，但彼为寒邪而兼胃虚，此则纯寒，故不用补药辅助。

半夏厚朴汤（半夏、厚朴、茯苓、生姜、苏叶） 舒气化痰法。《三因方》加枣名四七汤，统治一般气郁。

半夏麻黄丸（半夏、麻黄） 仲景治心悸，实际治水饮内停，比小半夏加茯苓汤治心下痞的力量为强。大概彼有呕吐，此有喘气，故同样化饮而用药不同。

半夏泻心汤（半夏、黄芩、人参、干姜、黄连、甘草、大枣） 即甘草泻心汤减轻甘草用量加入人参，仍以辛开苦降为主，除胃中寒热错杂之邪最有疗效。

生姜半夏汤（半夏、生姜汁） 即小半夏汤生姜改用汁，散结较速。

四逆汤（附子、干姜、甘草） 回阳逐寒主方。

白术散（白术、芎䓖、蜀椒、牡蛎） 温中剂，仲景用于养胎，恰与当归散一温一清相对，没有寒湿的勿用。

白头翁汤（白头翁、黄连、黄柏、秦皮） 苦寒之剂，主治热利。

白头翁加甘草阿胶汤（即白头翁汤加甘草、阿胶） 用于产后体虚的热利，久利伤阴，亦可取法。

白虎加人参汤（石膏、知母、甘草、粳米、人参） 清热主方，加人参以益气生津。

白虎加桂枝汤（石膏、知母、甘草、粳米、桂枝） 治温疟。也有在白虎汤里加柴胡、黄芩、半夏，名柴胡白虎汤。

六　画

当归散（当归、黄芩、芍药、芎䓖、白术） 养血清热法。仲景虽说妊娠可以常服，后人并以黄芩、白术作为安胎圣药，但虚寒的终不相宜。

当归生姜羊肉汤（当归、生姜、羊肉） 治血虚有寒。《金匮》用于寒疝，又用于产后腹痛，原因是一致的。

当归芍药散（当归、芍药、芎䓖、白术、茯苓、泽泻）和肝健脾法，后来逍遥散的组织与此相近。

当归贝母苦参丸（当归、贝母、苦参） 治妊娠大便难之不能用攻下药者。《金匮》原文作小便难，疑传写错误。

百合知母汤（百合、知母） 清润剂，治百合病误汗增燥。

百合地黄汤（百合、生地黄汁） 清热养血，当为百合病的主方。

百合滑石散（百合、滑石） 百合病内热重的，使从小便排出。与刘河间的六一散用意相近。

百合鸡子黄汤（百合、鸡子黄） 着重安内和中。

百合洗方（百合） 治百合病久成渴，待研究。

竹叶汤（竹叶、葛根、防风、桔梗、桂枝、人参、甘草、附子、生姜、大枣） 《医宗金鉴》解释为产后汗多表虚，故为中风病痉的治法。但药味复杂，用时当随症加减为是。

竹皮大丸（竹茹、石膏、桂枝、白薇、甘草） 此方以清热除烦为主。佐用桂枝，可能另有症状。

七　画

赤丸（茯苓、半夏、乌头、细辛）　散寒为主，助以化饮，属急方一类。

赤小豆当归散（赤小豆、当归）仲景用于狐惑病，亦用于近血症。目的在清大肠湿热，兼有排脓作用。

杏子汤（缺）　从治水病脉浮来推测，疑即麻杏薏甘汤一类。

吴茱萸汤（吴茱萸、生姜、人参、大枣）　散阴降逆法，治中虚胃寒呕吐。

鸡矢白散（鸡矢白）　治转筋入腹，或谓下腹中滞气有效，待研究。

皂荚丸（皂荚）　痰浊壅塞，用此急下，但宜慎用。用时亦不可过量。

防己地黄汤（防己、生地、桂枝、防风、甘草）　徐灵胎说："此方它药轻而生地独重，乃治血中之风。"

防己黄芪汤（防己、黄芪、甘草、白术、生姜、大枣）主治水湿在表，卫气虚弱。

防己茯苓汤（防己、茯苓、黄芪、桂枝、甘草）　亦助卫阳行水，比较防己黄芪汤力量为强。

八　画

矾石丸（矾石、杏仁）　治白带。以矾石收敛湿浊，再加杏仁来散结滑润，故用量三与一比，可知主力所在。

矾石汤（矾石、地浆水）　脚气冲心，是一个重症，用此方浸脚可能是一种辅助外治法。

附子汤（缺）　疑即《伤寒论》附子汤，用附子、人参、白术、茯苓。

附子粳米汤（附子、半夏、甘草、大枣、粳米）　治虚寒腹痛。王旭高认为脾胃药中加入附子，有通彻上下之力。上可散寒止呕，下可温经定痛。

抵当汤（水蛭、虻虫、桃仁、大黄） 逐瘀峻剂，勿轻用。

九　画

厚朴七物汤（厚朴、大黄、枳实、桂枝、甘草、生姜、大枣） 即小承气汤和桂枝去芍药汤合剂，是一种表里双解法，但里症重于表症。

厚朴三物汤（厚朴、大黄、枳实） 即小承气汤，而用量不同。承气的目的在于荡实，故重用大黄；此在行气，故重用枳、朴。

厚朴大黄汤（厚朴、大黄、枳实） 此亦小承气汤的变方，目的在行气逐饮，必须胃实症可用。

厚朴麻黄汤（厚朴、麻黄、石膏、杏仁、半夏、干姜、细辛、五味子、小麦） 意义相近于小青龙加石膏汤，散邪蠲饮，有表症者为宜。

苓桂术甘汤（茯苓、桂枝、白术、甘草） 治痰饮，当用温药调和，此方实为主方。但力量和缓，只宜用于轻症或预防或病后调养。

苓甘五味姜辛汤（茯苓、甘草、五味子、干姜、细辛） 温化痰饮，用于无外感症者。此苓桂术甘汤为强。

苦参汤（苦参） 有清热燥湿作用。

奔豚汤（当归、芎䓖、半夏、生葛、李根白皮、甘草、芍药、生姜） 解散寒热而降逆气。和阳虚寒气上冲的奔豚症治法的区别是：一重在肝，一重在肾，两者截然不同。

芪芍桂酒汤（黄芪、芍药、桂枝、苦酒） 此方治黄汗。是助营卫以行肌表湿热，故效果较缓。

枳术汤（枳实、白术） 健中化湿。后来常用于脾胃薄弱，消化不良，作为消补兼施法。

枳实薤白桂枝汤（枳实、薤白、桂枝、厚朴、瓜蒌实） 辛滑通阳，兼疏理胸腹气分。仲景遇胸满常用枳实，腹满常用厚朴。

枳实芍药散（枳实、芍药） 理气和血法。治产后腹痛之兼具烦满症者。

柏叶汤（柏叶、干姜、艾、马通汁） 治虚寒性吐血。有引血归经意义，不用于一般血症。

红蓝花酒（红蓝花、酒） 活血剂。

风引汤（桂枝、干姜、大黄、龙骨、牡蛎、寒水石、滑石、赤石脂、白石脂、紫石英、石膏、甘草） 清热祛风，兼具镇静作用。

侯氏黑散（人参、桂枝、防风、菊花、黄芩、当归、白术、细辛、茯苓、牡蛎、桔梗、矾石、干姜、芎䓖） 此方药品复杂，主要是扶正祛邪，散风蠲痹，当开后来再造丸、活络丹等的先河。

十　画

栝蒌桂枝汤（栝蒌根、桂枝、芍药、甘草、生姜、大枣） 即桂枝汤加瓜蒌。宜于表热不退，津液损伤筋脉失养所呈现的痉状，并非痉病主方。

栝蒌牡蛎散（瓜蒌根、牡蛎） 生津止渴，引热下行，当是百合病口渴的主方。

栝蒌薤白白酒汤（瓜蒌实、薤白、白酒） 叶天士所谓辛滑通阳法，为胸痹主方。

栝蒌薤白半夏汤（瓜蒌实、薤白、半夏、白酒） 即瓜蒌薤白白酒汤加半夏，因兼有痰饮喘息，所以加入半夏。

栝蒌瞿麦汤（瓜蒌根、瞿麦、茯苓、薯蓣、附子） 生津利水为主，加附子当是助其气化。

桂枝汤（桂枝、芍药、甘草、生姜、大枣） 调和营卫法。

仲景常用于寒热有汗的表症，加减后，并广泛应用于杂病及妇科病。

桂枝加桂汤（即桂枝汤加重桂枝） 增强温阳散邪能力，如果下焦有寒，可改肉桂。

桂枝加黄芪汤（即桂枝汤加黄芪） 与芪芍桂酒汤同治黄汗，用意亦相同，故兼治黄疸有表症。

桂枝加龙牡汤（即桂枝汤加龙骨、牡蛎） 固涩剂。宜于阳气不足症。

桂枝去芍加麻辛附子汤（桂枝、甘草、麻黄、细辛、附子、生姜、大枣） 《伤寒论》有麻黄附子细辛汤，治太阳少阴同病。此方结合桂枝去芍药汤鼓舞卫阳，主要是透发寒邪。

桂枝去芍加蜀漆牡龙救逆汤（桂枝、甘草、蜀漆、牡蛎、龙骨、生姜、大枣） 治火邪，待研究。

桂枝附子汤（桂枝、附子、甘草、生姜、大枣） 即桂枝汤去芍加附，一变而为振奋阳气、祛散阴邪的法则。

桂枝生姜枳实汤（桂枝、生姜、枳实） 通阳理气，舒畅中焦为主。

桂枝芍药知母汤（桂枝、芍药、知母、麻黄、防风、附子、甘草、生姜、白术） 治阴阳俱痹，故药品较杂。

桂枝茯苓丸（桂枝、茯苓、丹皮、桃仁、芍药） 和营卫，去瘀血，为下癥小剂。

桔梗汤（桔梗、甘草） 具有清热、排痰、解毒作用，《伤寒论》亦治咽痛。

桃花汤（赤石脂、干姜、粳米） 温涩固肠法。可与补剂同用，如真人养脏汤等。

射干麻黄汤（射干、麻黄、细辛、紫菀、款冬、半夏、五味子、生姜、大枣） 辛散苦泄法。能温化寒饮，亦可用于一般哮喘症。

乌头汤（川乌、麻黄、芍药、黄芪、甘草） 善于通肌表之阳，含有麻醉作用，故治行痹、历节痛。

乌头赤石脂丸（乌头、赤石脂、干姜、附子、蜀椒） 辛热散寒，逐阴通阳。

乌头桂枝汤（即桂枝汤加乌头） 寒疝症表里同治法，亦可用于痹症。

乌梅丸（乌梅、黄连、干姜、人参、桂枝、当归、细辛、黄柏、川椒、附子） 辛苦酸合剂。能治蛔虫，亦治久利。

狼牙汤（狼牙） 有杀虫作用，陈修园曾用狼毒来替代。

茯苓杏仁甘草汤（茯苓、杏仁、甘草） 宣肺宽胸法，兼有利水化饮作用。

茯苓桂枝甘草大枣汤（茯苓、桂枝、甘草、大枣） 治寒水之气上逆。与桂枝加桂汤的偏重于外寒者有别。

茯苓桂枝五味甘草汤（茯苓、桂枝、五味子、甘草） 即茯苓桂枝甘草大枣汤中的大枣换五味子，重在制止冲气。

茯苓泽泻汤（茯苓、泽泻、桂枝、白术、生姜、甘草） 与五苓散性质相近。五苓以利小便为主，此则以呕吐为主症。

茯苓戎盐汤（茯苓、白术、戎盐）戎盐即青盐。此方治口不渴的小便不利。

茵陈蒿汤（茵陈、栀子、大黄） 阳黄症主方。

茵陈五苓散（即五苓散加茵陈） 治黄疸当利小便，内热重者用栀子柏皮汤，热不甚者用此方。

十 一 画

麦门冬汤（麦冬、人参、半夏、甘草、粳米、大枣） 润肺化痰法。

麻子仁丸（麻子仁、芍药、杏仁、大黄、枳实、厚朴）胃实肠燥，治以润下，为承气汤的变方。

麻杏苡甘汤（麻黄、杏仁、薏苡、甘草）祛除表湿，使从汗解。

麻黄加术汤（麻黄汤加白术） 亦除表湿法。麻杏苡甘汤有发热，此则表寒重，故相差一味桂枝大有出入。

麻黄附子汤（麻黄、附子、甘草）即甘草麻黄汤加附子。治风水脉沉，温少阴以助阳。和《伤寒论》麻黄附子甘草汤治太阳少阴同病，同一理由。

栀子豉汤（栀子、香豉） 治胸中虚烦，后世改用焦山栀，作为清宣上焦风温的通治方。

栀子大黄汤（栀子、大黄、枳实、豆豉） 即栀子豉汤加入下剂，宜于阳明湿热实症。与茵陈蒿汤的区别，此有发越意义，彼则重在利小便。

旋覆花汤（旋覆花、葱、新绛） 祛瘀和络法，用于胁痛最效。仲景用治半产漏下，疑有错误。

通脉四逆汤（四逆汤倍用干姜） 散寒回阳之力更强。

排脓散（枳实、芍药、桔梗、鸡子黄） 疑治肺痈，待研究。

排脓汤（甘草、桔梗、生姜、大枣） 即桔梗汤加味，亦疑治肺痈，待研究。

蛇床子散（蛇床子、白粉） 用白粉为赋形药，治阴寒，《金匮发微》谓治阴痒。蛇床子有燥湿杀虫作用。

十 二 画

猪苓汤（猪苓、茯苓、泽泻、滑石、阿胶） 与五苓散同为利尿剂。但此能清热润燥，与五苓散不同。

猪苓散（猪苓、茯苓、白术） 健脾利水法。

猪膏发煎（猪膏、乱发） 治黄疸及阴吹。当是取其润肠作用，待研究。

黄土汤（地黄、白术、附子、阿胶、黄芩、甘草、灶中黄土） 温补止血法。勿用于一般便血。

黄芩加半夏生姜汤（黄芩、芍药、半夏、生姜、甘草、大枣） 偏于热性呕利的胃肠同治法。与泻心汤不同的地方是，彼重在胃，此重在肠。

黄芪桂枝五物汤（黄芪、桂枝、芍药、生姜、大枣） 温阳助卫，用治痹症。符合于“针引阳气”的意义。

黄芪建中汤（小建中汤加黄芪） 增强补中益气的力量。

黄连粉（黄连） 清化湿热。《外科精义》有一味黄柏散，与此同意。

阳旦汤（桂枝汤倍桂枝加附子） 治太阳病兼温水脏，使经脏气化，内外之邪俱解。《千金方》作桂枝汤加黄芩为阳旦汤，再加干姜为阴旦汤，俱治冬温。

越婢汤（麻黄、石膏、甘草、生姜、大枣） 辛寒解表法。

越婢加半夏汤（越婢汤加半夏） 宜于痰热内阻，麻黄可以开肺，不一定用来发汗。

越婢加术汤（越婢汤加白术） 疏表利湿法。

诃黎勒散（诃黎勒） 即诃子，收涩法。似与补剂合用较为完密。

紫参汤（紫参、甘草） 治下利，待研究。

硝石矾石散（硝石、矾石） 消坚利湿，使郁积之邪从大小便分解。《内经》所说“中满者泻之于内”，此其一例。

雄黄熏方（雄黄） 治狐惑病，待研究。

十 三 画

蜀漆散（蜀漆、云母、龙骨） 目的在于祛痰。尤在泾说：“痰去则阳升而寒愈，取云母、龙骨者，以蜀漆上越之猛，恐升动心中神气”。

肾气丸（肉桂、附子、地黄、山萸、薯蓣、牡丹皮、泽泻、茯苓） 《金匮》用于虚劳腰痛，痰饮短气，消渴小便反利和转胞不得溺等。都为下焦阳虚，助其气化。

葶苈大枣泻肺汤（葶苈、大枣） 《金匮》治痰饮外，亦治肺痈。陈修园说："肺痈始萌，在将未成之初，邪气尽壅于肺，乘其未集而击之"。

葛根汤（葛根、麻黄、桂枝、芍药、甘草、生姜、大枣） 即桂枝汤加葛根，麻黄。目的在发汗而不欲其汗大出，且照顾津液。

葵子茯苓散（葵子、茯苓） 利尿剂。但葵子不宜于胞胎，用于妊娠浮肿，适可而止，不能强执《内经》上"有故无殒，亦无殒也"的条文。

温经汤（当归、芎䓖、芍药、人参、桂枝、吴茱萸、生姜、阿胶、甘草、牡丹皮、半夏、麦冬） 治虚冷结气。仲景用于带下，实为温散调经而设。

滑石代赭汤（百合、滑石、代赭） 治百合病误下，有因势利导的意思。

滑石白鱼散（滑石、乱发、白鱼） 白鱼即蠹鱼，亦叫衣鱼。治小便不利，待研究。

十 四 画

酸枣汤（酸枣仁、芎䓖、甘草、知母、茯苓） 和血清热安神，含有镇静作用。

蜘蛛散（蜘蛛、桂枝） 治阴狐疝，待研究。

蒲灰散（蒲灰、滑石） 治小便不利，或谓治热淋。

十 五 画

黎芦甘草汤（黎芦、甘草） 涌吐风痰剂。

胶艾汤（阿胶、艾叶、芎䓖、地黄、当归、芍药、甘草） 即常用的四物汤加味。能调冲任虚损，故治经水淋沥，妊娠下血，胞阻腹痛，以及小产后恶露不止等。后人把甘草换香附，名妇宝丹，统治虚寒性经水不调。

胶姜汤（缺）《金匮发微》引《千金方》即胶艾汤加干

姜。治虚寒相搏的半产漏下。

十六画

橘皮汤（橘皮、生姜） 理气止呕法。

橘皮枳实生姜汤（橘皮汤加枳实） 兼有宽胸作用。

橘皮竹茹汤（橘皮、竹茹、人参、甘草、生姜、大枣）也是橘皮汤加味，宜于呕吐之属于胃中虚热者。

泽漆汤［泽漆、半夏、紫参（一作紫菀）、生姜、白前、甘草、黄芩、人参、桂枝］ 泽漆即大戟苗，温化之中寓有荡涤性质。

泽泻汤（泽泻、白术） 健中利水法。

十七画

薏苡附子散（薏苡仁、附子） 祛寒利湿，舒展胸膈痹闭。

薏苡附子败酱散（薏苡仁、附子、败酱） 治肠痈，用时应郑重考虑。

十八画

泻心汤（大黄、黄连、黄芩） 治实热吐血，和柏叶汤恰恰相对，成为两大纲要。

薯蓣丸（薯蓣、当归、桂枝、干地黄、豆黄卷、曲、甘草、人参、芎䓖、芍药、白术、麦冬、杏仁、柴胡、桔梗、茯苓、阿胶、干姜、白蔹、防风、大枣） 补气血、调营卫，佐以祛风、是扶正祛邪的方法。

二十三画

鳖甲煎丸（鳖甲、乌扇、黄芩、柴胡、鼠妇、干姜、大黄、芍药、桂枝、葶苈、石韦、厚朴、牡丹、瞿麦、紫葳、半夏、人参、䗪虫、阿胶、蜂蜜、赤硝、蜣螂、桃仁） 和气血，消坚块，此即《内经》所说“坚者削之”的方法。本人遇脾脏肿大，常以当归丸，三棱丸加减治疗。主要用当归、川芎、芍药、三棱、莪术、青皮、神曲、半夏、肉桂等，效果良好，提供参考。